＃モデルがこっそり飲んでいる
3日で2kgやせる魔法のスープ

野菜ソムリエプロ

Atsushi

宝島社

「 食べるスープでうれしい変化を 」

おいしいのに簡単で気軽に作れる！ とモデル・タレントからの絶大な支持を誇る、Atsushiの美養食。そんな彼が、自身もダイエットのために活用しているスープレシピを1冊にまとめました。

Atsushiが考案したスープは、スープ1杯でおなかが満たされるスープ。スープ1杯でも、しっかりと栄養がとれるように、脂肪燃焼に欠かせないたんぱく質や1日に体が必要とする野菜の量が考えられた、さっと簡単に作ることができる食べるスープです。

たんぱく質は体の細胞や筋肉、臓器、髪、爪と体そのものを作るのに必要で、たんぱく質不足のダイエットだと筋肉量が減り、代謝が下がってしまいます。野菜は、体の疲れや肌の調子、ダイエットに大敵な便秘を改善してくれるのにも必要なビタミンやミネラルなどの栄養素がたくさんつまっています。

私たちの体は食べることでエネルギーを消費、循環させています。何を選んで食べるかで、どれだけ体の代謝機能を上げ、デトックスできるかが変わってきます。野菜ソムリエプロ、漢方養生指導士初級としての視点から、たんぱく質と野菜の最適な組み合わせを考え、44品のスープレシピを作りました。

スープは鍋ひとつで手軽に作れて、体を内側から温めてくれます。普段忙しい人でも毎日続けられるように、簡単な調理手順を工夫しました。ダイエット中のごはん作りは、手軽でこそちゃんと続けられるから。

今、口にしたものが、明日のそして未来の自分の体を作り続けます。年々、やせにくくなっていると感じている人も、この「魔法のスープ」をしっかり食べて、体のうれしい変化を感じてください。

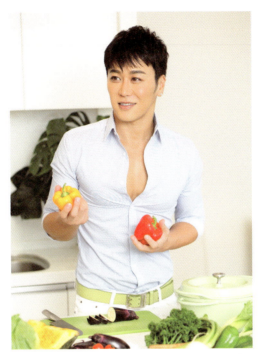

忙しくても
すぐに作れる10分調理

3日で2kgやせる

食材を切って、煮込むだけの
シンプル調理だから、
全レシピ、調理時間は10分前後。

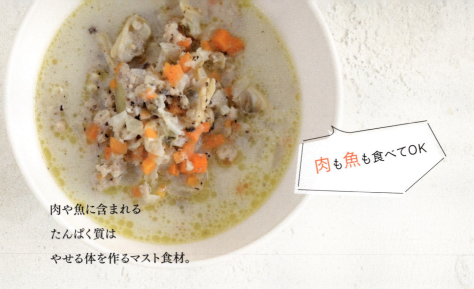

肉も魚も食べてOK

肉や魚に含まれる
たんぱく質は
やせる体を作るマスト食材。

魔法のスープとは？

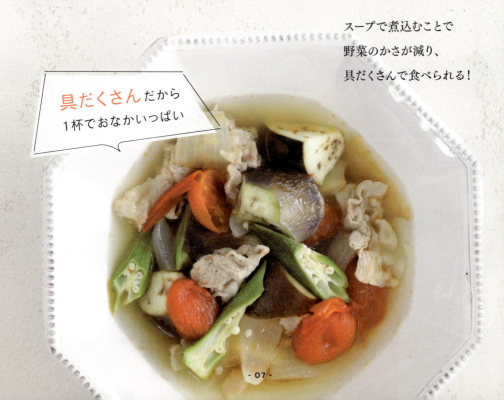

スープで煮込むことで
野菜のかさが減り、
具だくさんで食べられる！

具だくさんだから
1杯でおなかいっぱい

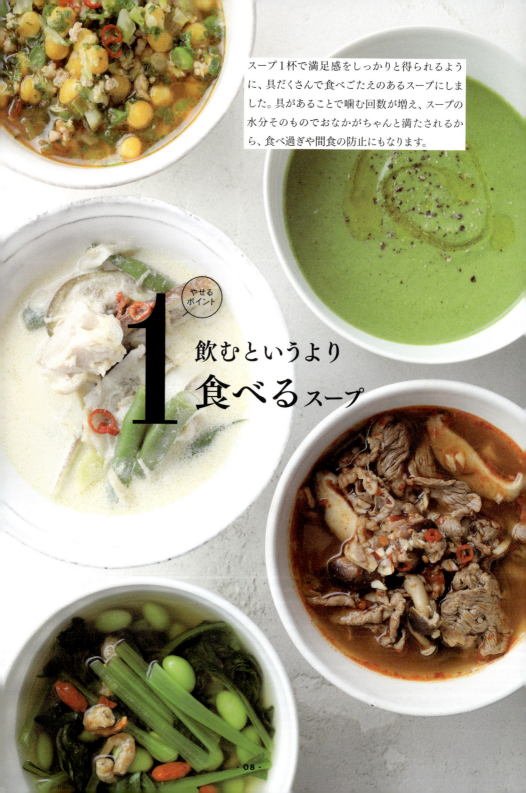

スープ1杯で満足感をしっかりと得られるように、具だくさんで食べごたえのあるスープにしました。具があることで噛む回数が増え、スープの水分そのものでおなかがちゃんと満たされるから、食べ過ぎや間食の防止にもなります。

やせる
ポイント

1 飲むというより 食べるスープ

2 野菜をもりもり食べる

やせるポイント

1回に作るスープには、1日に必要とされる野菜量(約350g)を使っています。やせやすい体を作る基本は、野菜からビタミン・ミネラルなどの栄養をしっかり体にとり入れること。たくさんの野菜は、スープにして煮ることでかさが減るので、十分な量を食べることができます。

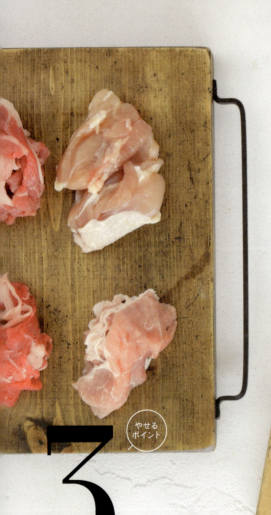

やせるポイント 3

たんぱく質 が
入っているから
ひもじくない

たんぱく質は、腹もちがよく、代謝を上げて体を冷やさないという働きがあるから、燃焼系の体を作るのに必須な栄養素。野菜と同様に、1日にとりたいたんぱく質の量をキープできるように、スープの材料を設定しています。肌や髪などが乾燥することからも守ってくれるので、美容面でも欠かせないものです。

スープに使うオイルは、オリーブオイルとごま油。この2つは、別名「やせオイル」と呼ばれていて、血中のコレステロールを下げるリノール酸やオレイン酸を豊富に含みます。また、抗酸化作用のあるビタミンEも豊富なので、体の内側からエイジングケア。オイルを使うことで味にコクと深みが出るため、食べた後の満足感を底上げしてくれるのもポイントです。

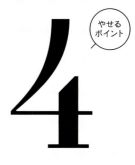

4

やせるポイント

やせオイルでコクと満足感UP

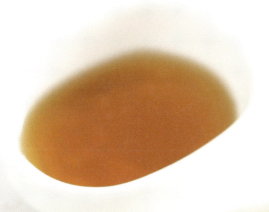

5

（やせるポイント）

体を温めて
やせやすい体を作る

朝にしっかりと温かいスープを食べると、体温が上がり、体の活動スイッチがオン。体を温かくすることは、代謝を上げる働きがあり、その結果、脂肪の燃焼をスムーズに促してくれます。特に自分が冷え性と感じる人は、積極的にスープを食べる生活を心がけましょう。

本書のトリセツ

スープは4つのジャンルに分類されています

毎日続けられるように、多彩な味わいの44品のスープをご用意しました。
食べたい食材から選ぶのもOK（P118参照）。

洋風　　和風　　アジアン・エスニック　　ポタージュ

食べたいスープから作ってOK

どのスープを食べてやせるかはあなた次第。気になる
スープをまずは作ってみて。2〜3種類作りおきして、交互に食べるのも◎。

スープだけで過ごすなら3日を1セット

1食をスープに置き換えても、3食すべてスープでも、やりやすい方法で
やってみましょう。詳しいシミュレーションを参考に（P14）。

○ 材料表に記した分量は、小さじ1＝5ml（cc）、大さじ1＝15ml（cc）です。
○ 電子レンジの加熱時間は目安です。メーカーや機種によって異なる場合があるので、様子を見ながら調整してください。
○ 作り方の火加減は、特に表記のないときは中火で調理してください。
○ だし（和風だし、固形コンソメ、鶏ガラスープの素）、塩などの分量は味をみて加減してください。
○ スープの水分が足りなければ、適量の水を加えてください。

やせる体を作る
① 週間シミュレーション

スープはすべて1日で食べられるように、3食分の分量。
いきなり3食スープだけでは抵抗がある、
という人は、まずは、ゆるく1食置き換えでもOK。

CASE 1

1週間 夜だけスープに置き換え

一番続けやすいのが夜だけ置き換えパターン。夜は寝るだけだから、体の代謝機能はお休みモード。スープだけで軽めに済ませましょう。

☀ 朝ごはん
☀ 昼ごはん

好きなものを食べてOK

朝と昼に何を食べるかは自由ですが、お昼に外食するなら、朝はフルーツなどで軽く済ませておくと◎。

☾ 夜ごはん

スープを交互に

3日間同じスープを食べるより、2〜3種類作っておいたスープを交互に食べていくと飽きずにいただけます。

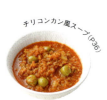
チリコンカン風スープ（P36）

＋

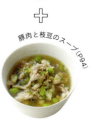
豚肉と枝豆のスープ（P94）

\翌週から/

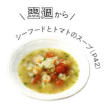
シーフードとトマトのスープ（P42）

おすすめスープスケジュール

月曜日 ……チリコンカン風スープ
火曜日 ……豚肉と枝豆のスープ
水曜日 ……チリコンカン風スープ
木曜日 ……豚肉と枝豆のスープ
金曜日 ……チリコンカン風スープ
土曜日 ……豚肉と枝豆のスープ
日曜日 ……シーフードとトマトのスープ

準備（前日）
チリコンカン風スープ（P36）と豚肉と枝豆のスープ（P94）を作って、1食分ずつ容器に入れて冷凍保存。

日曜日はシーフードとトマトのスープ（P42）ともう1種類作って、翌週も交互に食べましょう。

CASE 2

1週間 朝と夜をスープに

昼ごはんは好きなものを食べて、朝と夜をスープに替えてみましょう。または、朝か夜のどちらかだけを置き換えても◎。

☀ 朝ごはん

温かいスープを食べて目覚めのスイッチをオン

忙しい朝に手軽にさっと食べやすいのがポタージュ系。さっと野菜を炒めてミキサーにかけるだけ。

おすすめのスープ

> にんにくが気になる人は、にんにくを省いて作ってもOK。

ほうれん草と豆のポタージュ (P108)

イカと小松菜のポタージュ (P116)

☾ 夜ごはん

腹もちグッドな食材のスープを

豆やきのこ、ごぼうなど食物繊維が豊富な食材を食べて、寝ている間に腸内クリーニング。

おすすめのスープ

きのことツナの豆乳スープ (P30)

すき焼き風スープ (P54)

CASE 3

3日間 3食をスープに置き換え

一番がんばるプランがコレ。3食すべてスープにする場合は、3日間連続まで。それ以上続けたい場合は、3〜4日空けてから。

☀ 朝ごはん
☼ 昼ごはん
☾ 夜ごはん

好きなスープを食べる

スープは基本的に1食につき1杯ですが、足りないと感じたらおかわりしてもOK。

> 同じスープを1日で食べきってもいいし、いくつかのスープを交互に食べても◎。3日間を終えた翌日は、脂っぽいものや小麦系の食事は避けましょう。

おすすめスープの組み合わせ

朝……オクラとなすのシニガンスープ
昼……ラム肉とパプリカのカレー豆乳スープ
夜……鶏肉とかぶのピリ辛スープ

オクラとなすのシニガンスープ (P80)

ラム肉とパプリカのカレー豆乳スープ (P76)

鶏肉とかぶのピリ辛スープ (P68)

CONTENTS

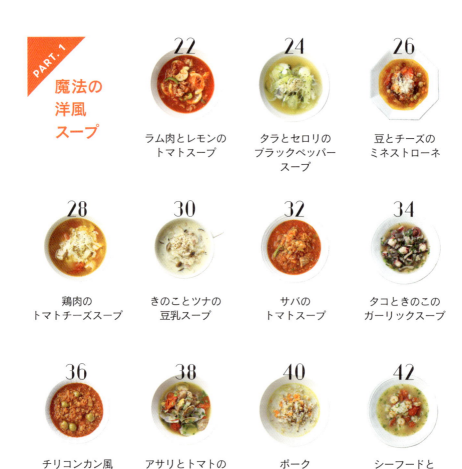

PART.1 魔法の洋風スープ

22 ラム肉とレモンのトマトスープ
24 タラとセロリのブラックペッパースープ
26 豆とチーズのミネストローネ
28 鶏肉のトマトチーズスープ
30 きのことツナの豆乳スープ
32 サバのトマトスープ
34 タコときのこのガーリックスープ
36 チリコンカン風スープ
38 アサリとトマトの白ワインスープ
40 ポーククラムチャウダー
42 シーフードとトマトのスープ

44
マッシュルームと
レンズ豆のスープ

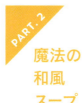
PART.2
魔法の
和風
スープ

48
卵とエリンギの
塩麹スープ

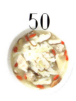
50
鶏肉としいたけの
スープ

52
サーモンと
かぼちゃの
味噌ごまスープ

54
すき焼き風
スープ

56
干しエビと
小松菜のスープ

58
サバとごぼうの
カレースープ

60
シラスとレタスの
スープ

62
豚肉とれんこんの
スープ

64
サバとにらの
わかめスープ

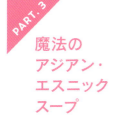
PART.3
魔法の
アジアン・
エスニック
スープ

68
鶏肉とかぶの
ピリ辛スープ

70
エビときのこの
スープ

72
豚肉の
キムチチゲ

74
サーモンのピリ辛
ごまスープ

76
ラム肉とパプリカの
カレー豆乳スープ

78
鶏肉とねぎの
黒酢スープ

80
オクラとなすの
シニガンスープ

82
牛肉のホット
サワースープ

84
ひき肉といんげんの
カレーレモン
スープ

86
ごぼうと
こんにゃくの
デトックススープ

88
かぶとツナの
ごまスープ

90
タラとキムチの
豆乳スープ

92
豚肉とひよこ豆の
スパイシースープ

94
豚肉と枝豆の
スープ

96
鶏肉のトム
カーガイ風スープ

98
豚肉とたけのこの
スープ

100
レンズ豆と
いんげんのスープ

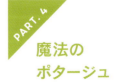
PART.4
魔法の
ポタージュ

106
エビとアボカドの
ポタージュ

108
ほうれん草と
豆のポタージュ

110
ひよこ豆とにんじん
のポタージュ

112
小豆のデトックス
ポタージュ

114
ホタテと
ブロッコリーの
ポタージュ

116
イカと小松菜の
ポタージュ

04		食べるスープでうれしい変化を
06		3日で2kgやせる魔法のスープとは？
13		本書のトリセツ
14		やせる体を作る1週間シミュレーション
20	COLUMN 01	忙しくても続けられる！魔法のスープのコツ
46	COLUMN 02	栄養を余すところなく！野菜は丸ごと味わおう
66	COLUMN 03	やせやすい体になる！ちょっとの運動を足せば、もっと体は変わる
102		常備したい食材リスト
104	COLUMN 04	間食の代わりにコレ！小腹が空いたら枝豆に頼る！
118		材料別　魔法のスープ名索引
122		この本を手にしてくださったみなさまへ

Soup COLUMN 01

忙しくても続けられる！
魔法のスープのコツ

毎日作るのは面倒…と感じる人はちょっと待って。
まずは、ノーストレスで続けられるコツをチェックしましょう。

コツ 01
下ごしらえは不要！時短調理

野菜を炒めながら、次に加える野菜を切ったり、スープを煮ている間に
調味料の分量を量ったり…。ながら調理で作りましょう。

コツ 02
1回にまとめて 3食分作る

毎食ずつ作らなくていいように、レシピの分量は3食分。1回作れば、残り2食は食べるときに温めるだけ。まとめて作って冷凍保存も可能。

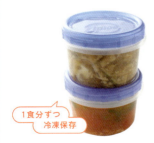

1食分ずつ冷凍保存

コツ 03
市販のだしを かしこく活用

和風だしやコンソメ、鶏ガラスープの素を使います。とはいえ、味にマンネリはなし。市販のだし＋調味料のかけ合わせで多彩な味を提案します。

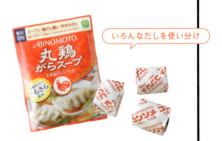

いろんなだしを使い分け

PART. 1
魔法の
洋風スープ

トマトやコンソメをベースに肉や魚
介のおいしいだしが合わさった、洋
風の味つけのスープ12品。

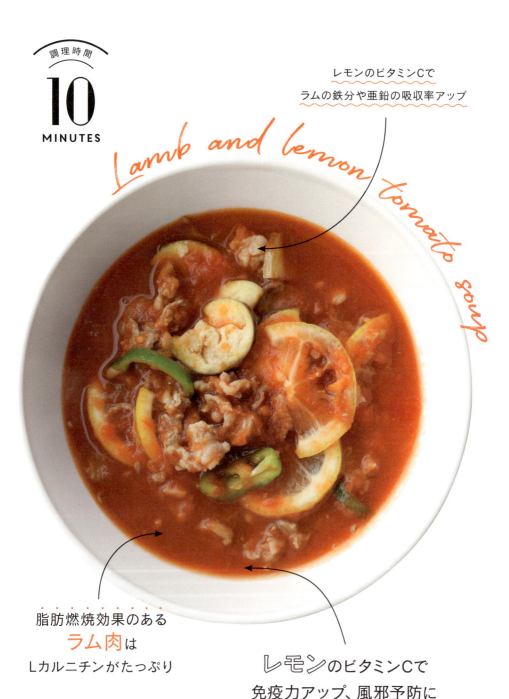

調理時間 10 MINUTES

Lamb and lemon tomato soup

レモンのビタミンCで
ラムの鉄分や亜鉛の吸収率アップ

脂肪燃焼効果のある
ラム肉は
Lカルニチンがたっぷり

レモンのビタミンCで
免疫力アップ、風邪予防に

レモンとトマトの酸味がラム肉と相性バツグン

ラム肉とレモンのトマトスープ

洋風スープ

ラム肉は脂肪燃焼の効果を期待できる、やせ食材。
ラム肉のうま味を引き立てる、さっぱりとしたトマトベースの味つけにしました。

材料（1日分）

ラム薄切り肉	250g
なす	1本
ピーマン	1個
レモン	1/2個
にんにくの粗みじん切り	2片分
トマト缶	400g
固形コンソメ	2個
塩	適量
オリーブオイル	大さじ1
水	200ml

作り方

1. 鍋にオリーブオイル、にんにくを中火で熱し、香りが立ったらラム薄切り肉を入れ、塩をふる。なすの薄切り、種ごと細切りにしたピーマンを加えてさっと炒める。

2. 野菜がしんなりしたら、トマト缶、水、固形コンソメを加えて、あくを取りながら5分ほど煮る。水が足りなければ適量（分量外）足し、さっと煮る。

3. レモンの薄切りを加え、さっとひと煮立ちさせる。

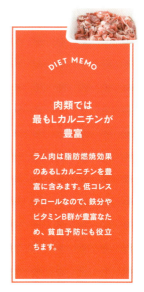

DIET MEMO

肉類では最もLカルニチンが豊富

ラム肉は脂肪燃焼効果のあるLカルニチンを豊富に含みます。低コレステロールなので、鉄分やビタミンB群が豊富なため、貧血予防にも役立ちます。

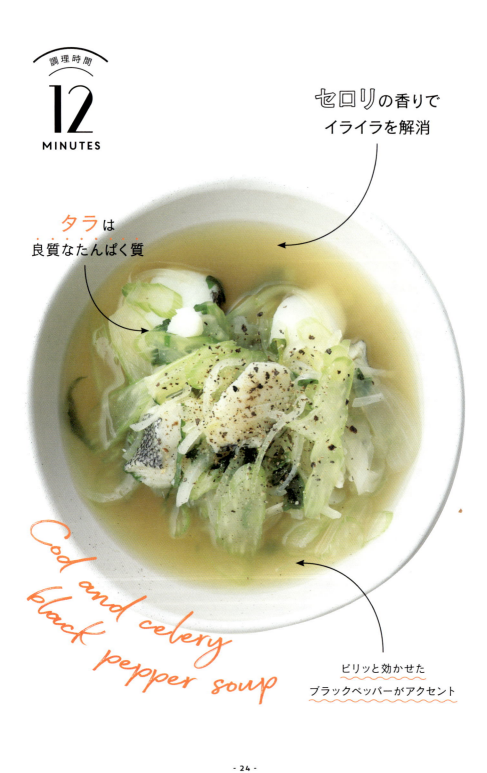

香味野菜と魚のシンプルスープ

タラとセロリのブラック ペッパースープ

洋風スープ

たっぷりと使った玉ねぎ、セロリがおいしさを
ぐっと引き立てます。タラは肝機能の働きを促す成分が豊富。
二日酔いや飲み過ぎた日の翌日に。

材料（1日分）

タラ ……………………… 3〜4切れ
セロリ（葉付き）……………… 1本
玉ねぎ ……………………… 1個

固形コンソメ ……………… 2個
ブラックペッパー………… 適量
水 ……………………… 600ml

作り方

1 鍋に水を入れ中火にかけ、沸騰したら、薄切りの玉ねぎと斜め薄切りのセロリを加え、5分ほど煮る。

2 ひと口大に切ったタラと固形コンソメを加え、あくを取りながら、さらに5分ほど煮る。

3 ブラックペッパーを入れ、味をととのえる。

DIET MEMO

**白身魚のタラは
ダイエット向きの
食材**

魚類の中でも脂肪分が少なく、低カロリーで高たんぱく質。うま味成分のグルタミン酸が豊富で、淡白ながらもおいしい魚です。二日酔いのときにも◎。

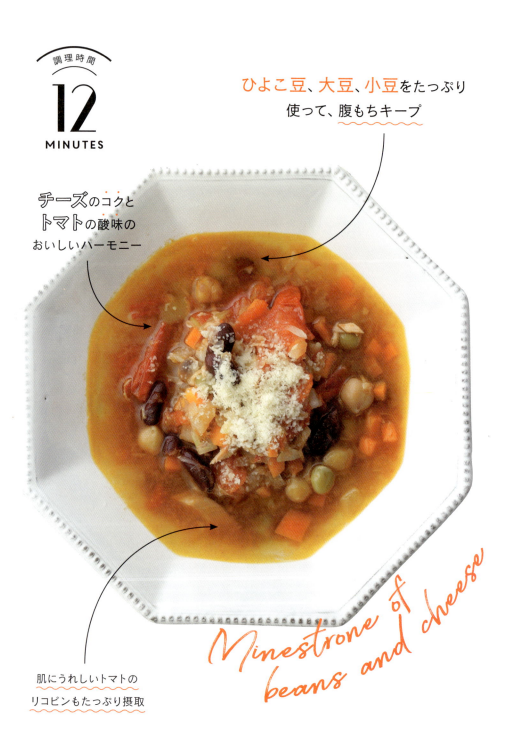

調理時間 **12** MINUTES

ひよこ豆、大豆、小豆をたっぷり使って、腹もちキープ

チーズのコクと トマトの酸味の おいしいハーモニー

肌にうれしいトマトの リコピンもたっぷり摂取

Minestrone of beans and cheese

肌を美しくするイソフラボン豊富な豆をたっぷり

豆とチーズのミネストローネ

洋風スープ

高たんぱく質な豆とツナを使ったスープは、運動した日に最適。
しっかりとたんぱく質をとることで、筋肉の減少を防ぎ、脂肪が燃えやすい体に。

材料（1日分）

ミックスビーンズ缶	150g
ツナ缶（ノンオイル）	1缶（70〜80g）
パルメザンチーズ	大さじ4
玉ねぎの粗みじん切り	1個分
にんじんの角切り	1本分
にんにくの粗みじん切り	2片分
トマト	2個
固形コンソメ	2個
ケチャップ	大さじ2
塩	少々
オリーブオイル	大さじ1
水	600ml

作り方

1. 鍋にオリーブオイル、にんにくを中火で熱し、香りが立ったら、玉ねぎ、にんじん、ざく切りにしたトマトを順に入れ、全体がしんなりするまで炒める。

2. 水を加え煮立たせ、ミックスビーンズ、ツナ、固形コンソメ、塩を加え、さらに10分ほど煮る。

3. ケチャップを加え、味をととのえる。器に盛り、パルメザンチーズをかける。

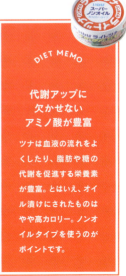

DIET MEMO

代謝アップに欠かせないアミノ酸が豊富

ツナは血液の流れをよくしたり、脂肪や糖の代謝を促進する栄養素が豊富。とはいえ、オイル漬けにされたものはやや高カロリー。ノンオイルタイプを使うのがポイントです。

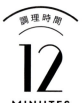

調理時間
12 MINUTES

Chicken tomato cheese soup

コラーゲンはビタミンCと一緒にとることで効果を発揮

鶏肉の皮は
コラーゲンが豊富で
美肌効果あり

鶏肉は
胃腸を温めてくれます

トマトのさっぱりとした酸味に溶け出すチーズが絶品

鶏肉の
トマトチーズスープ

たんぱく質たっぷりの鶏肉とチーズを使ったスープ。
アツアツに煮込んだスープの中に、チーズを加えることでとろける食感に。

洋風スープ

材料（1日分）

鶏モモ肉	200g
チーズ（ピザ用）	ひとつかみ分
ミニトマト	20個
パプリカ（黄）	大1/2個
玉ねぎの粗みじん切り	1個分
にんにくの粗みじん切り	2片分
固形コンソメ	2個
オリーブオイル	大さじ1
ブラックペッパー	適量
白ワイン	150ml
水	450ml

作り方

1 鍋にオリーブオイルを中火で熱し、にんにくを入れる。にんにくの香りが立ったら、玉ねぎ、ひと口大に切った鶏モモ肉、半分に切ったミニトマトの順に入れて炒める。

2 肉と野菜に火が通ったら白ワインを加えてひと煮立ちさせ、水を加える。沸騰したら、角切りにしたパプリカを種ごと加える。

3 固形コンソメを加え、3〜4分ほど煮たら器に盛り、ブラックペッパー、オリーブオイル（適量・分量外）、チーズをのせる。

DIET MEMO

**鶏肉の皮は
コラーゲンの宝庫**

コラーゲンは髪や肌にうるおいを与え、骨の老化を防ぎ、目の機能を高めてくれる働きがあります。鶏肉の皮にそのコラーゲンが多く含まれるため、積極的に食べていい食材のひとつです。

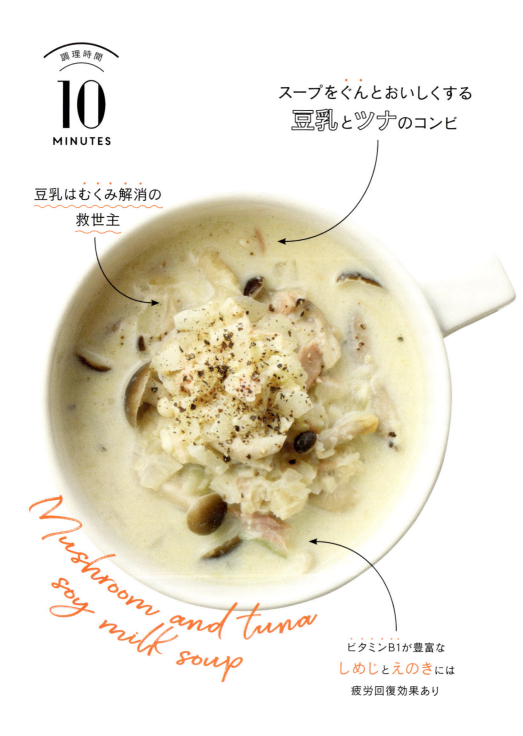

調理時間 10 MINUTES

スープをぐんとおいしくする
豆乳とツナのコンビ

豆乳はむくみ解消の
救世主

Mushroom and tuna soy milk soup

ビタミンB1が豊富な
しめじとえのきには
疲労回復効果あり

2種類のきのこで腸内環境を整える

きのことツナの豆乳スープ

洋風スープ

豆乳のクリーミーさがおいしいポタージュのようなスープ。
しめじとえのきにツナを加えることでコクをプラス。

材料（1日分）

- ツナ缶（ノンオイル） ……………… 2缶（140～160g）
- しめじ …………………… 150g
- えのきの粗みじん切り …… 200g分
- 玉ねぎの粗みじん切り …… 1/2個分
- にんにくの粗みじん切り …… 1片分
- 固形コンソメ …………………… 2個
- 塩・ブラックペッパー ……… 各適量
- オリーブオイル ……………… 大さじ1
- 豆乳 …………………… 400ml
- 水 ……………………… 100ml

作り方

1. 鍋にオリーブオイル、にんにくを中火で熱し、香りが立ったら、玉ねぎをしんなりするまで炒める。
2. 豆乳、水、しめじ、えのき、ツナを加え、沸騰しないように5分ほど煮る。
3. 固形コンソメ、塩を加え、味をととのえる。器に盛り、ブラックペッパーをふる。

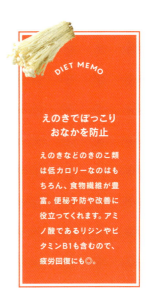

DIET MEMO

えのきでぽっこりおなかを防止

えのきなどのきのこ類は低カロリーなのはもちろん、食物繊維が豊富。便秘予防や改善に役立ってくれます。アミノ酸であるリジンやビタミンB1も含むので、疲労回復にも◎。

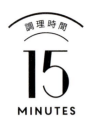

調理時間
15 MINUTES

缶詰をかしこく使えば、疲れている日もさっと作れる

Mackerel tomato soup

サバに含まれる**セレン**で体の内側からエイジングケア

にんにくが体を温め、代謝を上げる

新陳代謝アップ、トマトのピリ辛スープ

サバのトマトスープ

洋風スープ

サバの上質な脂がトマトスープに溶け出し、コクを生みます。
唐辛子を加えて、体を温めて燃えやすい体に。

材料（1日分）

サバ水煮缶 …… 1缶（180〜200g）
トマト缶 ……………………… 400g
セロリ（葉付き）の粗みじん切り
…………………………… 1/2本分
玉ねぎの粗みじん切り … 1/2個分
にんにくの粗みじん切り … 2片分

固形コンソメ ………………… 2個
赤唐辛子 ……………………… 2本
オリーブオイル ………… 大さじ1
塩・ブラックペッパー … 各適量
水 ……………………………… 200ml

作り方

1　鍋にオリーブオイル、にんにく、赤唐辛子を入れ中火で熱し、香りが立つまで炒める。

2　玉ねぎ、セロリの順に入れてさっと炒め、サバ水煮を加える。全体がしんなりするまで火を通す。

3　トマト缶、水、固形コンソメを入れ、10分ほど煮て、塩・ブラックペッパーで味をととのえる。水が足りなければ適量（分量外）足し、さっと煮る。

DIET MEMO

**体の内側から
きれいにする
青魚系**

サバに含まれるEPA（エイコサペンタエン酸）には血液サラサラ効果があり、中性脂肪を減らしてくれる働きがあります。

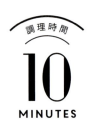

調理時間
10 MINUTES

発酵食品の塩漬け
アンチョビは
うま味たっぷり

タコに含まれる
ビタミンB2は
肌や髪にツヤを与える

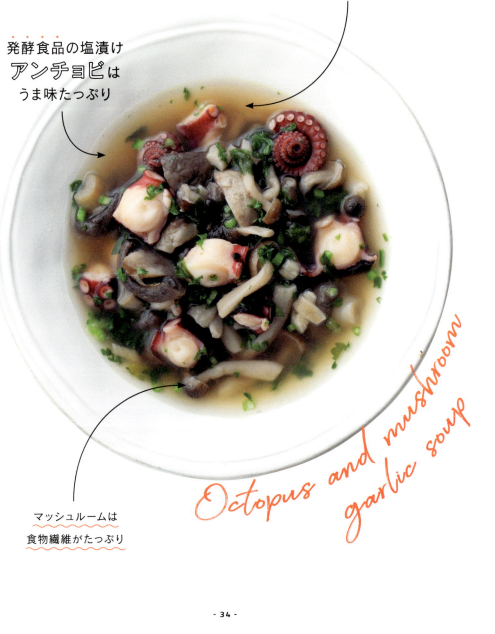

マッシュルームは
食物繊維がたっぷり

Octopus and mushroom garlic soup

低糖質なアンチョビが隠し味

タコときのこの ガーリックスープ

洋風スープ

あっさりとした味のきのことタコは、アンチョビとにんにくで風味づけ。
マッシュルームはきのこの中で最も低カロリーな食材です。

材料（1日分）

茹でタコ	300g
マッシュルーム	150g
しめじ	200g
パセリのみじん切り	大さじ2
にんにくの粗みじん切り	2片分
アンチョビフィレ	5フィレ
塩	適量
白ワイン	150ml
オリーブオイル	大さじ1
水	450ml

作り方

1. 鍋にオリーブオイルを中火で熱し、にんにく、アンチョビを加え、アンチョビをつぶすように炒める。

2. ひと口大に切ったタコを加え、タコに火が通ったら、4等分に切ったマッシュルーム、しめじを加え、全体がしんなりするまで炒める。

3. 白ワインを加え、強火にして1分ほど煮立たせ、水を加える。ひと煮立ちしたら、塩で味をととのえ、パセリを加える。

DIET MEMO

タコは低カロリーで高たんぱく質な食材

タコには肝機能を高めてくれるタウリンが豊富。肝臓を元気にしてくれるので、疲れにくい体に。独特の食感で噛みごたえもあるから、ダイエット中に積極的に食べたい食材のひとつ。

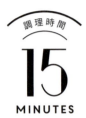

調理時間
15
MINUTES

合いびきよりヘルシーな
赤身の
牛ひき肉をチョイス

牛肉は体の機能を
高めて、疲労回復に
効果を発揮

Chili con carne soup

食物繊維が豊富な
オリーブをプラス

玉ねぎ&セロリ丸ごと1個分でかさ増し

チリコンカン風スープ

洋風スープ

たっぷりの香味野菜とひき肉でボリュームアップ。
香辛料を合わせて、満足感を存分に味わえるスープに仕上げました。

材料(1日分)

牛ひき肉	250g
セロリ(葉付き)の粗みじん切り	1本分
玉ねぎの粗みじん切り	1個分
にんにくの粗みじん切り	2片分
オリーブ(種抜き)	15個
固形コンソメ	2個
クミンパウダー	大さじ1
チリパウダー	大さじ1
塩・ブラックペッパー	各適量
トマト缶	400g
オリーブオイル	大さじ1
水	200ml

作り方

1. 鍋にオリーブオイル、にんにくを中火で熱し、香りが立ってきたら、玉ねぎ、セロリ、牛ひき肉の順で炒める。塩・ブラックペッパーをふり、全体に火が通るまで炒める。

2. オリーブ、トマト缶、水を加え、ひと煮立ちしたら、あくを取りながら5分ほど煮る。

3. 固形コンソメ、クミンパウダー、チリパウダーで味をととのえ、水が足りなければ適量(分量外)足し、さらに5分ほど煮る。

DIET MEMO

新陳代謝を活発にする玉ねぎをたっぷり

玉ねぎに含まれる硫化アリルが新陳代謝を活発にしてくれる上、血液サラサラ効果や疲労回復を促す働きも。豆類などビタミンB1を多く含む食材と食べるのもおすすめ。

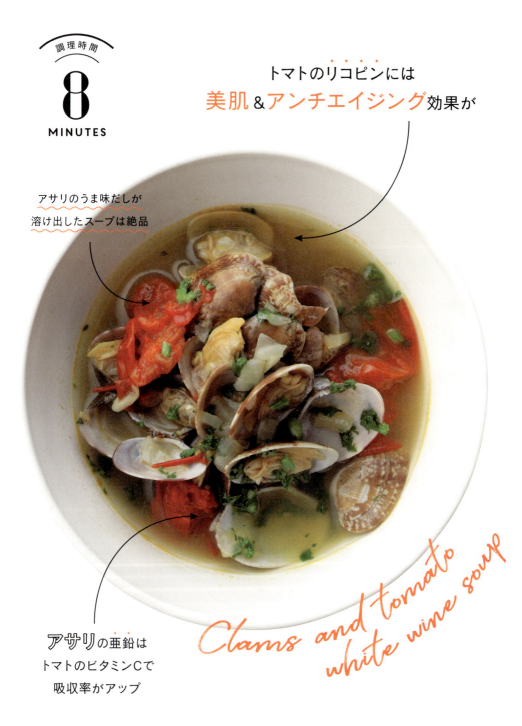

アサリのだしと白ワインの最強コンビ

アサリとトマトの白ワインスープ

洋風スープ

白ワインでふっくらと蒸したアサリのうま味が効いたスープ。
ミニトマトと一緒に食べることで肌と髪にも栄養を届けてくれます。

材料（1日分）

アサリ（殻付き）	350g
ミニトマト	20個
玉ねぎの粗みじん切り	1個分
イタリアンパセリの粗みじん切り	大さじ1
にんにくの粗みじん切り	2片分
固形コンソメ	2個
白ワイン	150ml
オリーブオイル	大さじ1
水	450ml

作り方

1. アサリは塩水（分量外）につけて、砂抜きをしておく。鍋にオリーブオイル、にんにくを中火で熱し、香りが立ってきたら、玉ねぎ、半分に切ったミニトマトの順に炒める。

2. 玉ねぎが透き通ってきたら、アサリ、白ワインを加える。鍋にふたをして強火で1分ほど煮る。

3. 水を加え、煮立ったら固形コンソメを加え、中火で3分ほど煮て、イタリアンパセリを加える。

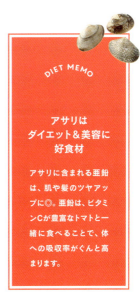

DIET MEMO

アサリはダイエット＆美容に好食材

アサリに含まれる亜鉛は、肌や髪のツヤアップに◎。亜鉛は、ビタミンCが豊富なトマトと一緒に食べることで、体への吸収率がぐんと高まります。

調理時間 **10** MINUTES

Pork clam chowder

にんじんは皮ごと使う

豚肉とアサリで
たんぱく質をW補給

冷え性の改善にも期待大
豆乳をたっぷり

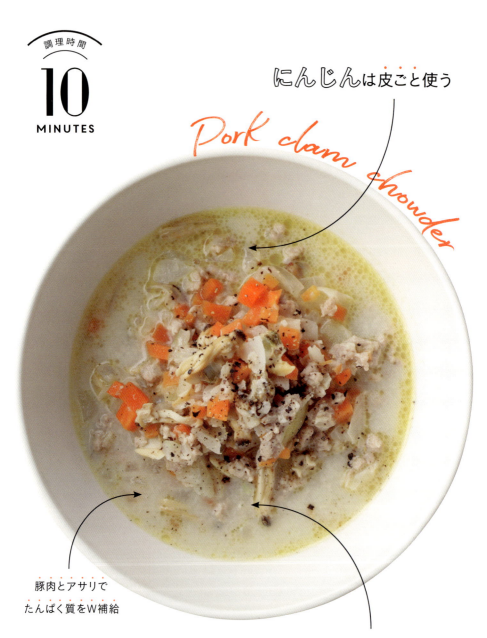

小麦粉やバター不使用のヘルシーなクリームスープ

ポーク クラムチャウダー

洋風スープ

贅沢にもアサリと豚肉の両方のうま味がスープに溶け出し、美味。
豆乳と水を1:1で使うのがポイントです。

材料（1日分）

豚ひき肉 ……………………… 250g	塩 ……………………………… 適量
アサリ缶 ……………………… 200g	ブラックペッパー …………… 適量
玉ねぎの粗みじん切り …… 1個分	オリーブオイル ………… 大さじ1
にんじんの粗みじん切り ………………………… 1～1.5本分	豆乳 ………………………… 300ml
固形コンソメ ………………… 2個	水 …………………………… 300ml

作り方

1 鍋にオリーブオイルを中火で熱し、玉ねぎ、にんじん、豚ひき肉の順に炒める。

2 塩をふり、全体に火が通ったら、水、アサリを加え、5分ほど煮る。

3 豆乳、固形コンソメを加え、1～2分煮たら、ブラックペッパーをちらす。

DIET MEMO

疲れを感じたら豚肉を

疲労回復効果のあるビタミンB1が肉類の中でダントツに多く含まれるのが豚肉。ビタミンB1は長時間の加熱で壊れてしまうため、長時間煮込まないことが調理のコツ。

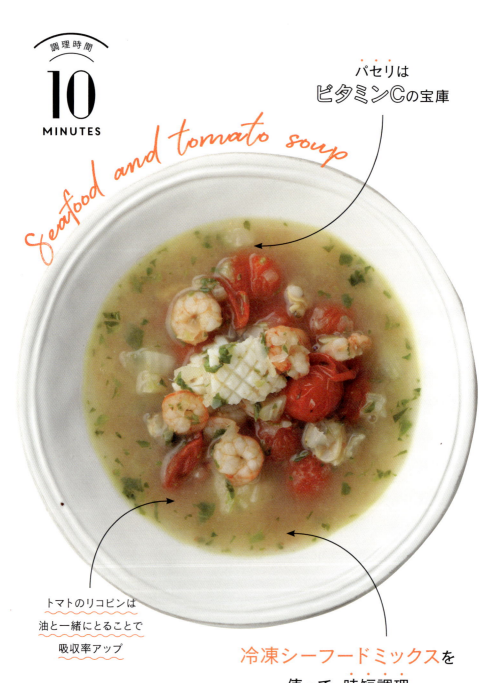

疲れた日に飲みたい、滋養スープ

シーフードとトマトのスープ

洋風スープ

エビやイカ、アサリなど数種の魚介から出るだしとミニトマトの酸味がまろやかに合わさったスープ。トマトのクエン酸は疲労回復にテキメン。

材料（1日分）

冷凍ミックスシーフード	300g
セロリ（葉付き）の粗みじん切り	1/2本分
玉ねぎの粗みじん切り	1/2個分
ミニトマト	20個
にんにくの粗みじん切り	2片分
イタリアンパセリのみじん切り	適量
アンチョビフィレ	5フィレ
固形コンソメ	2個
塩	適量
オリーブオイル	大さじ1
白ワイン	150ml
水	450ml

作り方

1. 鍋にオリーブオイルを中火で熱し、アンチョビをつぶすように炒め、にんにく、玉ねぎ、セロリの順に炒める。

2. 半分に切ったミニトマトを加え、全体に火が通ったら白ワインを加え、強火で1分ほど煮立たせる。

3. 水を加え、沸騰したらミックスシーフード、固形コンソメを加え、中火で3分ほど煮る。塩で味をととのえ、イタリアンパセリをちらす。

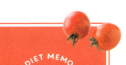

DIET MEMO
トマトは生よりスープにして食べよう

抗酸化作用のあるトマトのリコピンは、老化予防、美肌に効果があります。リコピンは油分と一緒にとると吸収がよくなるので、オリーブオイルで炒めて調理します。

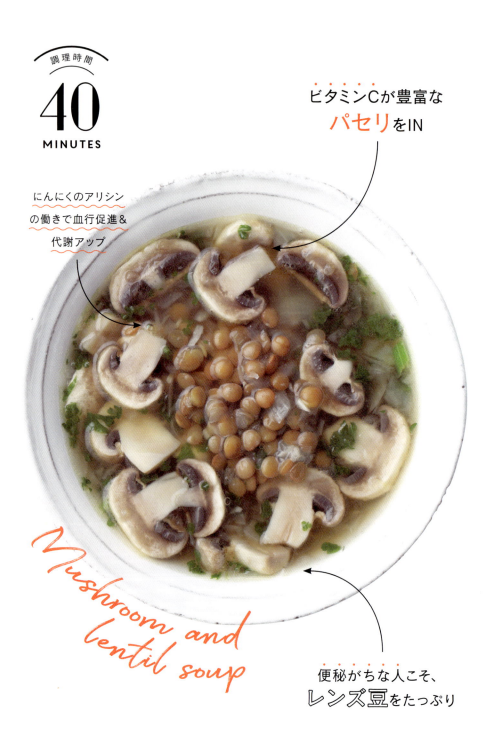

調理時間
40 MINUTES

にんにくのアリシンの働きで血行促進＆代謝アップ

ビタミンCが豊富な **パセリ**をIN

Mushroom and lentil soup

便秘がちな人こそ、**レンズ豆**をたっぷり

レンズ豆の食物繊維でおなかやせ

マッシュルームと
レンズ豆のスープ

洋風スープ

レンズ豆とマッシュルームはどちらも食物繊維が豊富な食材。
玉ねぎと食べ合わせることで、ビタミンもしっかりとれます。

材料（1日分）

レンズ豆（乾燥） …… 150g	固形コンソメ …… 2個
マッシュルーム …… 200g	塩 …… 適量
玉ねぎの粗みじん切り …… 1個分	オリーブオイル …… 大さじ2
にんにくの粗みじん切り …… 2片分	水 …… 600ml
パセリのみじん切り …… 適量	

作り方

1. レンズ豆は3倍の水（分量外）で30分ほど茹で、水を切っておく。

2. 鍋にオリーブオイル、にんにくを中火で熱し、香りが立ったら、玉ねぎ、4等分に切ったマッシュルームの順にしんなりするまで炒める。

3. 水、レンズ豆を加えて煮立て、固形コンソメ、塩で味をととのえる。パセリをちらして、さっと煮る。

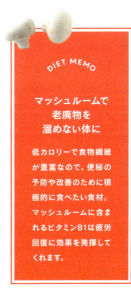

DIET MEMO

**マッシュルームで
老廃物を
溜めない体に**

低カロリーで食物繊維が豊富なので、便秘の予防や改善のために積極的に食べたい食材。マッシュルームに含まれるビタミンB1は疲労回復に効果を発揮してくれます。

栄養を余すところなく！
野菜は丸ごと味わおう

野菜は、土の中や外気にさらされて育つときに、
日差しや害虫からその身を守るために
皮に栄養をためて大きくなります。
抗酸化成分をはじめとした大事な栄養を持っているのが、皮です。
捨てずに、そのままいただきましょう。

皮ごと使う野菜
土のついた皮はよく洗って使えばOK。水でよく洗いましょう。

にんじん / しょうが / ごぼう / れんこん

葉ごと使う野菜
葉も捨てずにそのまま煮込みます。食べやすい大きさに切って使いましょう。

大根 / セロリ / 長ねぎ / かぶ

種ごと使う野菜
種やわたは最も栄養価が高い部位。一緒にきざんで丸ごと使いましょう。

パプリカ

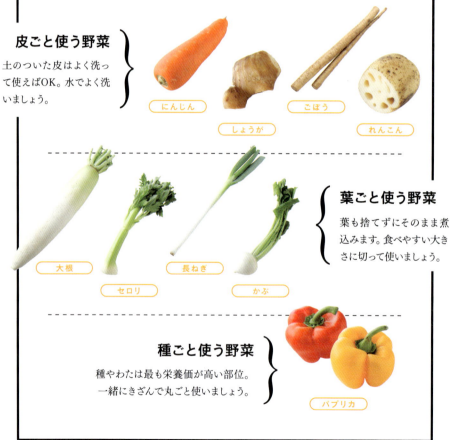

PART. 2
魔法の
和風スープ

味噌ベースのほっとするスープから、スパイスが効いた和風カレースープなど、和テイストな9品。

調理時間
10 MINUTES

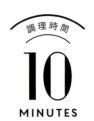

卵とツナで
たんぱく質を補給

美容成分豊富な
塩麹を活用

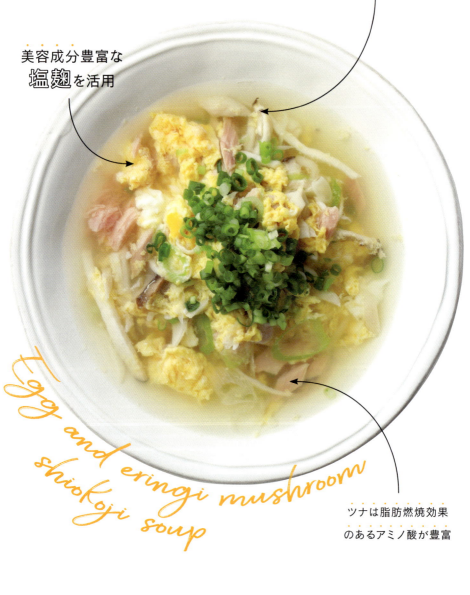

Egg and eringi mushroom shiokoji soup

ツナは脂肪燃焼効果
のあるアミノ酸が豊富

ふわふわの卵とエリンギの食感が◎
卵とエリンギの塩麹(しおこうじ)スープ

和風スープ

ツナと塩麹のうま味がスープの味を引き立てます。
エリンギを細かく切ってかさ増しすれば、低カロリーなのに食べごたえ十分。

材料（1日分）

ツナ缶（ノンオイル）	1缶（70〜80g）
卵	4個
エリンギ	150g
長ねぎ	1本
万能ねぎの小口切り	適量
鶏ガラスープの素	大さじ1
塩麹	大さじ2
酒	大さじ2
水	600ml

作り方

1. 鍋に水を入れ中火にかけ、沸騰したら、細切りのエリンギ、斜め薄切りの長ねぎを加え、5分ほど煮る。

2. ツナ、鶏ガラスープの素、塩麹、酒を入れ、味をととのえる。

3. ひと煮立ちしたら、溶き卵を加える。再び、ひと煮立ちさせ、万能ねぎをちらす。

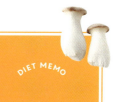

DIET MEMO
ダイエット中にたっぷりと摂取

エリンギの食物繊維含有量はきのこ類の中でトップクラス。低カロリーで噛みごたえがあるのでたくさん食べていい食材のひとつ。免疫力の強化や美肌効果も期待できます。

調理時間
10
MINUTES

低カロリーなしいたけは
ミネラル・食物繊維が豊富

Chicken and mushroom soup

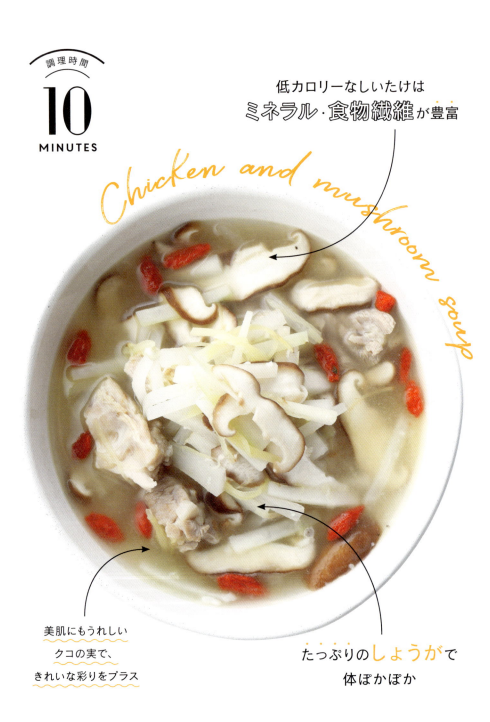

美肌にもうれしい
クコの実で、
きれいな彩りをプラス

たっぷりの**しょうが**で
体ぽかぽか

疲れた体をほっと癒やす、やさしいスープ

鶏肉としいたけの
スープ

和風スープ

鶏肉は低カロリー＆高たんぱく質でダイエット向きの食材。
鶏肉としいたけの持つ、素材のうま味が感じられる、あったかスープです。

材料（1日分）

鶏モモ肉	250g	和風だし	大さじ1
しいたけ	100g	塩麹	大さじ2
大根	250g	酢	大さじ2
しょうがのせん切り	50g分	ごま油	大さじ1
クコの実（乾燥）	大さじ1	水	600ml

作り方

1 鍋にごま油を中火で熱し、しょうが、ひと口大に切った鶏肉を入れて炒める。肉に火が通ったら、細切りにした大根としいたけを加え、しんなりするまで炒める。

2 水を加え、ひと煮立ちしたら、あくを取りながら5分ほど煮る。

3 和風だし、塩麹、酢を加え、味をととのえる。クコの実を加え、ひと煮立ちさせる。

DIET MEMO

**食べ過ぎた
翌日のリセット
スープに**

消化酵素のアミラーゼを豊富に含む大根は、胃腸の消化をサポート。また、利尿作用を促すカリウムが豊富なので、むくみやすい人は特に積極的に食べたい野菜のひとつ。

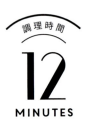

調理時間
12
MINUTES

サーモンに含まれる
抗酸化成分で
アンチエイジング

たっぷりの長ねぎ
で血流アップ

ごま油の
リノール酸で
血液サラサラ

Salmon and pumpkin miso sesame soup

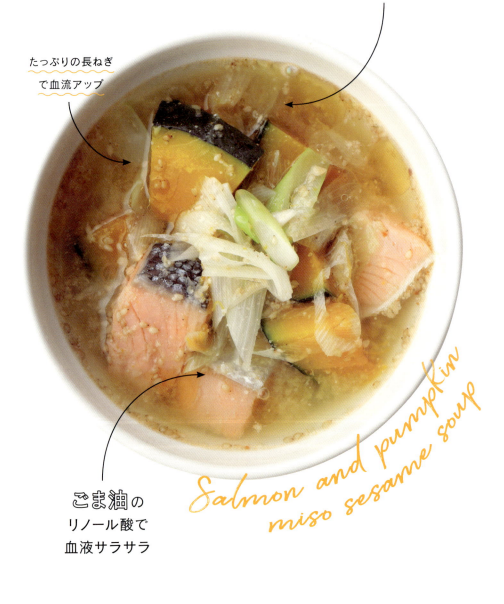

ごまのコクが味噌に溶け出す

サーモンとかぼちゃの味噌ごまスープ

和風スープ

ほくほくとしたかぼちゃと脂がのったサーモンは好相性。
かぼちゃを食べて腸内をきれいにすることで、
食べてやせる体に整いやすくなります。

材料（1日分）

サーモン	2〜3切れ
かぼちゃ	200g
長ねぎ	1本
和風だし	大さじ1
味噌	大さじ1
白ごま	大さじ4
ごま油	大さじ1
水	600ml

作り方

1. 鍋に水を入れて中火にかけ、沸騰したら、ひと口大に切ったかぼちゃ、薄切りにした長ねぎを加え、5分ほど煮る。

2. ひと口大に切ったサーモンを加え、さらに5分ほど煮る。

3. あくを取り、和風だしと味噌を入れて味をととのえる。ひと煮立ちしたら、白ごま、ごま油を加える。

DIET MEMO

ダイエット中の肌の不調を防止

かぼちゃはビタミン、ミネラルをバランスよく含む上に、抗酸化作用のあるβカロテンの量は野菜の中でもトップクラス。肌や髪のはりツヤやむくみ改善などをサポートしてくれます。

調理時間
10 MINUTES

Sukiyaki soup

ごぼうのカリウムで
むくみを予防

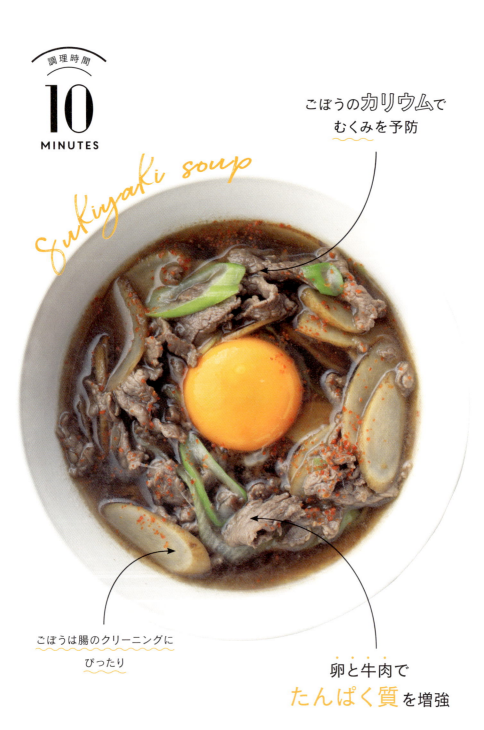

ごぼうは腸のクリーニングに
ぴったり

卵と牛肉で
たんぱく質を増強

たっぷりの牛肉を贅沢に食べる！

すき焼き風スープ

和風スープ

ダイエット中のときこそ、赤身の牛肉はたっぷり食べてOK。
アツアツのスープに卵を落として、具と混ぜながらいただきましょう。

材料（1日分）

牛薄切り肉	250g	しょうゆ	大さじ1
卵	1個	みりん	大さじ3
ごぼう（皮付き）	150g	塩	適量
長ねぎ	1本	一味唐辛子	適量
和風だし	大さじ1	ごま油	大さじ1
酒	大さじ2	水	600ml

作り方

1 鍋にごま油を中火で熱し、牛薄切り肉、斜め薄切りのごぼうと長ねぎの順に炒め、塩をふる。

2 肉に火が通ったら、水を加えてひと煮立ちさせ、あくを取りながら5分ほど煮る。

3 和風だし、酒、しょうゆ、みりんで味をととのえる。器に盛り、生卵をのせ、一味唐辛子をふる。

DIET MEMO

**便秘がちな人や
太りやすい人は
ごぼうを**

不溶性と水溶性の食物繊維をどちらも豊富に含むごぼうは、便秘予防、改善に最適。コレステロールを減らし、体の老廃物を取り除く効果が期待できると言われています。

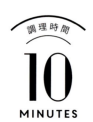

調理時間
10 MINUTES

クコの実は
アンチエイジングの強い味方

栄養バランスのいい
小松菜をたっぷり

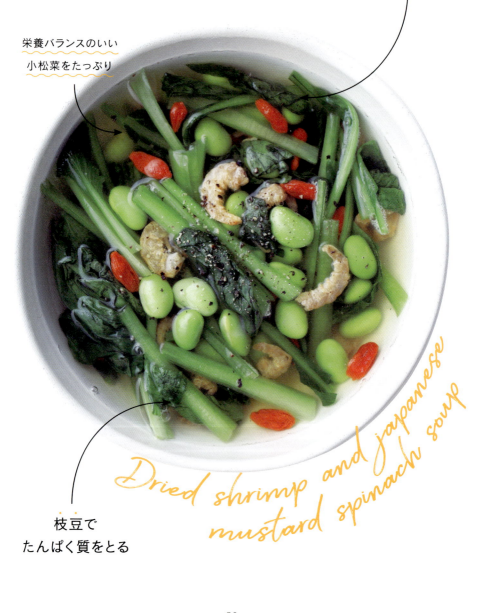

枝豆で
たんぱく質をとる

Dried shrimp and japanese mustard spinach soup

簡単に作れる薬膳系スープ
干しエビと小松菜のスープ

手間のかかるイメージの薬膳スープは、干しエビとクコの実で手軽においしく作れます。2種類の緑黄色野菜で栄養も満点。

和風スープ

材料（1日分）

干しエビ	20g
枝豆（さや付き）	200g
小松菜	250g
クコの実（乾燥）	大さじ1
和風だし	大さじ1
塩・ブラックペッパー	各適量
水	600ml

作り方

1. 鍋に水、干しエビを入れ中火にかけ、沸騰したら5分ほど煮る。

2. さやから出した枝豆、ざく切りにした小松菜を加え、さらに2分ほど煮る。

3. 和風だし、塩・ブラックペッパーで味をととのえ、クコの実を加えてさっとひと煮立ちさせる。

DIET MEMO
スーパーフードと呼ばれるクコの実

抗酸化作用が高く、血行促進や滋養強壮などにもいいとされるクコの実は、さまざまな栄養素を豊富に含むスーパーフード。眼精疲労の緩和にも役立つとされています。

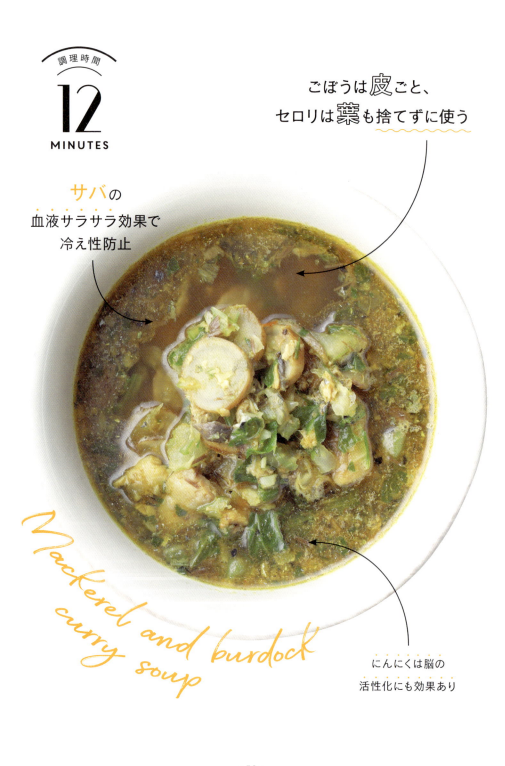

調理時間
12 MINUTES

ごぼうは皮ごと、セロリは葉も捨てずに使う

サバの血液サラサラ効果で冷え性防止

Mackerel and burdock curry soup

にんにくは脳の活性化にも効果あり

新鮮！ だしが効いた和のカレー
サバとごぼうのカレースープ

カレー粉と和風だしを合わせたコクのあるスープがくせになるおいしさ。
セロリとごぼうの歯ごたえで、噛む回数が自然と増え、腹もちします。

材料（1日分）

サバ水煮缶	1缶（180〜200g）
セロリ（葉付き）	1本
ごぼう（皮付き）	150g
にんにくのみじん切り	2片分
カレー粉	大さじ2
和風だし	大さじ1
しょうゆ	大さじ1
酒	大さじ1
みりん	大さじ1
ごま油	大さじ1
水	600ml

作り方

1. 鍋にごま油、にんにくを中火で熱し、香りが立ったら、ひと口大に切ったセロリ、薄く輪切りにしたごぼう、サバ水煮を加え、炒める。

2. 全体がしんなりしたら、水を加え、あくを取りながら5分ほど煮る。

3. すべての調味料を加え、味をととのえる。

DIET MEMO
セロリは葉も必ず一緒に使うこと

栄養分は葉の方が多いので丸ごと使うのが鉄則。βカロテンが豊富で滋養強壮や整腸作用が期待できる上、ストレスを和らげてくれるため、ダイエット中のイライラをセーブ。

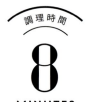

調理時間
8 MINUTES

カルシウム豊富なシラスは
イライラ防止に◎

煮込み過ぎず、レタスの
しゃきしゃき食感をキープ

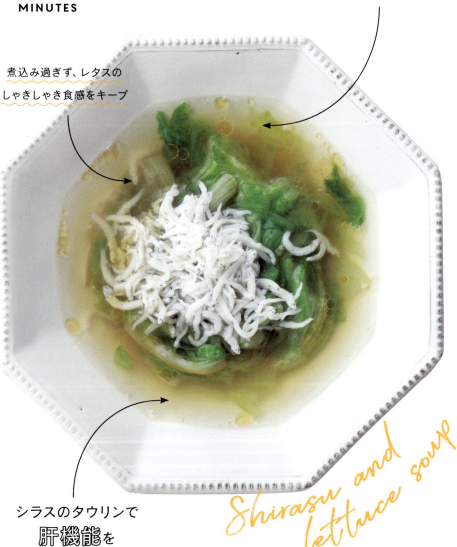

シラスのタウリンで
肝機能を
高めて、疲れ知らず

Shirasu and lettuce soup

レタスを丸ごと1個使うヘルシースープ

シラスとレタスの スープ

レタスはちぎって使うから、
包丁とまな板不要で作れるスープです。
疲れて帰ってきた日も手間なく特急調理できるのがうれしい。

和風スープ

材料（1日分）

シラス ……………………… 150g	鶏ガラスープの素 ……… 大さじ2
レタス ……………………… 1玉	ごま油 …………………… 小さじ1
ナンプラー ……………… 大さじ2	水 ……………………… 600ml

作り方

1. 鍋に水を入れ中火にかけ、沸騰したら、食べやすい大きさにちぎったレタスを加える。

2. レタスが少ししんなりしたら、ナンプラー、鶏ガラスープの素で味をととのえる。

3. ごま油をたらし、ひと煮立ちしたら器に盛り、シラスをのせる。

DIET MEMO

超低カロリーなのに栄養は豊富

レタスは丸ごと1個食べてもたったの約40kcal。90％以上が水分ですが、ビタミンやミネラル、食物繊維をバランスよく含むから、野菜不足の人は積極的に取り入れて。

調理時間 **15** MINUTES

Pork and lotus root soup

れんこんとしょうがは **皮付き**のまま使用

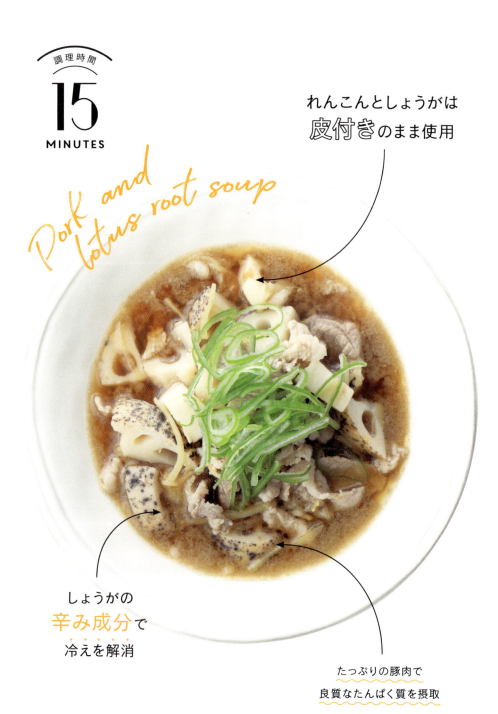

しょうがの **辛み成分**で 冷えを解消

たっぷりの豚肉で 良質なたんぱく質を摂取

豚肉とれんこんでボリューム満点

豚肉とれんこんのスープ

鶏ガラスープとしょうゆがベースのあっさり系スープ。
れんこんに含まれる不溶性食物繊維でおなかすっきり。

和風スープ

材料（1日分）

豚こま肉	250g
れんこん（皮付き）	300g
長ねぎの細切り	適量
しょうがのせん切り	50g分
鶏ガラスープの素	大さじ2
しょうゆ	大さじ1
味噌	大さじ2
酒	大さじ2
塩	適量
ごま油	大さじ1
水	600ml

作り方

1. 鍋にごま油を中火で熱し、しょうが、豚こま肉を入れ、肉に火が通るまで炒め、塩をふる。

2. 水を入れ、沸騰したら、ひと口大に切ったれんこんを加える。あくを取りながら10分ほど煮る。

3. 鶏ガラスープの素、しょうゆ、味噌、酒で味をととのえ、長ねぎを加える。

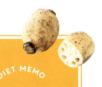

DIET MEMO

れんこんのビタミンCで風邪知らず

熱に強いビタミンCを豊富に含むれんこんは、スープで食べるのにふさわしい食材。肌の調子を整える作用がある上、免疫力を高めてくれるので風邪の予防にも◎。

調理時間
10 MINUTES

Mackerel and leek seaweed soup

しょうがのパワーで血行促進

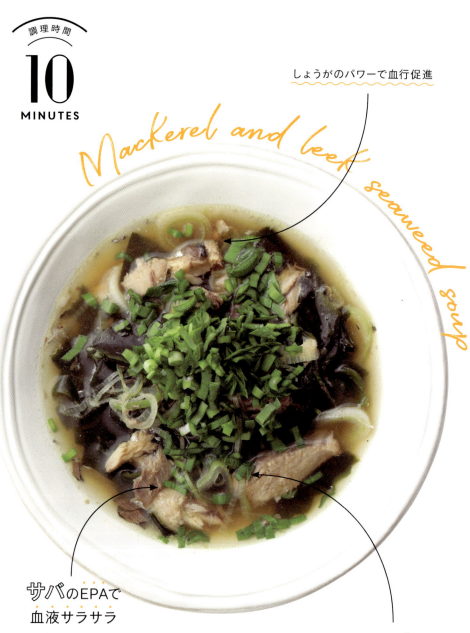

サバのEPAで血液サラサラ

たっぷりのにらでむくみを防止

美容面でもうれしい効果を発揮

サバとにらの わかめスープ

低カロリーなのはもちろん、肌や髪のツヤアップにいいわかめをたっぷり。
乾燥わかめを常備しておけば、いつでも手軽に作れます。

材料（1日分）

サバ水煮缶	1缶（180〜200g）
乾燥わかめ	10g
にら	100g
長ねぎのみじん切り	1/2本分
しょうがのすりおろし	30g分
和風だし	大さじ1
酒	大さじ2
しょうゆ	大さじ1
酢	大さじ4
水	600ml

作り方

1. わかめは湯（分量外）につけて戻し、水を切っておく。

2. 鍋に水を入れて中火にかけ、沸騰したらサバ、長ねぎ、しょうがを加える。3分ほど煮て、わかめを加える。

3. 和風だし、酒、しょうゆ、酢で味をととのえ、細かくきざんだにらを加える。

DIET MEMO

ミネラルとカリウムが豊富なわかめ

ミネラルの他、便秘の改善や防止に役立ってくれる食物繊維もふんだんに含まれています。利尿効果の高いカリウムを多く含むもので、むくみやすい人は積極的に食べて。

和風スープ

Soup COLUMN 03

やせやすい体になる！
ちょっとの運動を足せば、もっと体は変わる

モデルさんを見ていても思うことですが、食べないダイエットをしている人はいません。食べて運動する、という方向にみなさんシフトしていっているようです。適度な運動を心がけましょう。例えばウォーキング。出勤のとき、ちょっと多めに歩くことを意識してみましょう。なぜなら、下半身を鍛えると代謝が上がりやすくなるからです。おうちでのスクワットもおすすめです。せっかくスープでしっかりたんぱく質をとっているので、さらにやせやすくなるためにぜひ少しの運動を取り入れてみてください。家で毎日スクワットを20回がんばるだけでも、体は格段に変わります。

運動した日に食べたいスープ

高たんぱく質の肉系のスープを食べましょう。疲れているときは、豚肉を使ったスープもおすすめです。

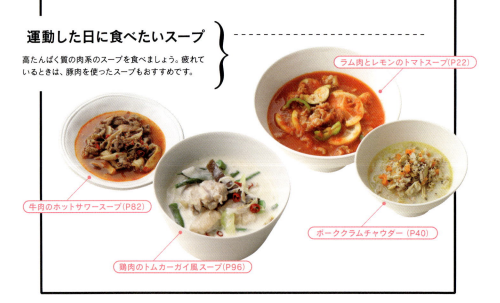

- ラム肉とレモンのトマトスープ（P22）
- 牛肉のホットサワースープ（P82）
- 鶏肉のトムカーガイ風スープ（P96）
- ポーククラムチャウダー（P40）

PART. 3
魔法の
アジアン・
エスニック
スープ

酸味が効いたスープや海外の名物
スープなど、食べるのが楽しみにな
るバリエーション豊かな17品。

調理時間
15
MINUTES

Chicken and turnip spicy soup

トマト+鶏肉で
美肌効果倍増

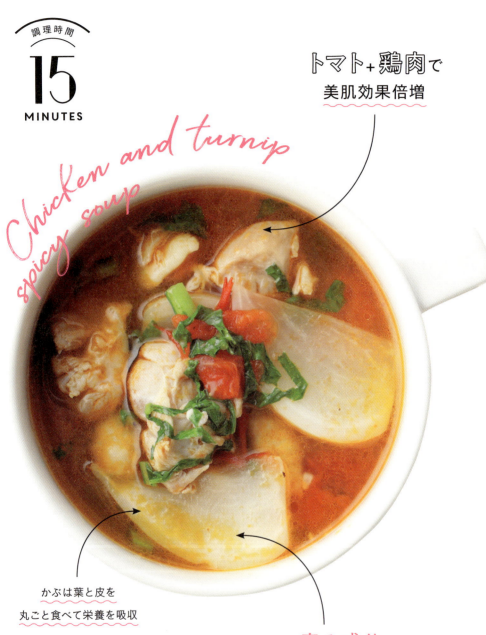

かぶは葉と皮を
丸ごと食べて栄養を吸収

かぶの**辛み成分**
イソチオシアネートで代謝を活発に

ラー油を効かせた中華系ピリ辛スープ

鶏肉とかぶの
ピリ辛スープ

高たんぱく質、低脂肪の鶏肉を使ったごちそうスープ。
食べごたえのよさはもちろん、スープのだしとしてもおいしさを発揮します。

アジアン・エスニックスープ

材料（1日分）

鶏モモ肉	200g	塩麹	大さじ1
かぶ（皮・葉付き）	2個	ラー油	適量
トマト	1個	塩	適量
にんにくの粗みじん切り	2片分	オリーブオイル	大さじ1
固形コンソメ	2個	水	600ml

作り方

1 鍋にオリーブオイル、にんにくを中火で熱し、香りが立ったら、ひと口大に切った鶏モモ肉を入れる。焼き色がついたら塩をふり、乱切りにしたトマトを加え、さっと炒める。

2 水、半月切りにしたかぶ、ざく切りにしたかぶの葉を加え、あくを取りながら5分ほど煮る。

3 塩麹、固形コンソメを加え、さらに5分ほど煮る。器に盛り、ラー油をたらす。

DIET MEMO

**ダイエット中の
イライラ防止
に最適**

かぶの葉の部分はイライラ防止に役立つといわれるカルシウム量が野菜の中でダントツに多いのが特徴です。また、根に含まれる消化酵素のアミラーゼが消化をサポート。

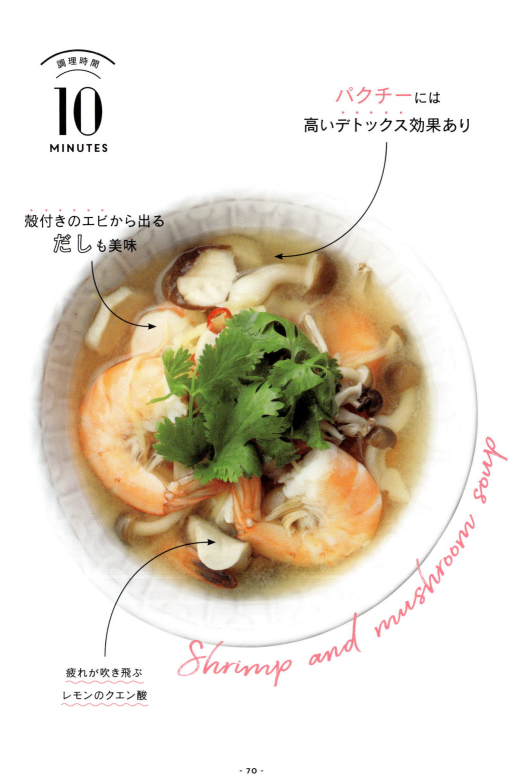

すっきりとした酸味のエスニックテイスト

エビときのこの スープ

タイの名物スープ、トムヤムクンをアレンジ。トッピングのパクチーは
マスト。パクチーの独特の香りが、ストレスによる過食防止に効果を発揮。

アジアン・エスニックスープ

材料（1日分）

エビ（殻付き）	300g	パクチー	適量
しめじ	150g	唐辛子の輪切り	2本分
エリンギ	150g	鶏ガラスープの素	大さじ1
しょうがのせん切り	50g分	ナンプラー	大さじ3
レモン	1個	水	600ml

作り方

1 鍋に水を入れて中火にかけ、沸騰したら、しょうが、唐辛子、エビ、しめじ、ひと口大に切ったエリンギの順に入れ、4分ほど煮る。

2 あくを取り、鶏ガラスープの素、ナンプラーを加え、3分ほど煮る。

3 火を止めてレモンを絞り、器に盛ってからパクチーをのせる。

DIET MEMO

たっぷりのしょうがで体質改善

しょうがの辛み成分であるジンゲロンは強力な発汗作用があり、体を温めて血行を促進。慢性的な冷えにもアプローチすると言われています。少し多いかなと思う量でもしっかり摂取しましょう。

調理時間
15 MINUTES

辛み成分カプサイシンで、代謝アップ

Pork Kimuchi chige

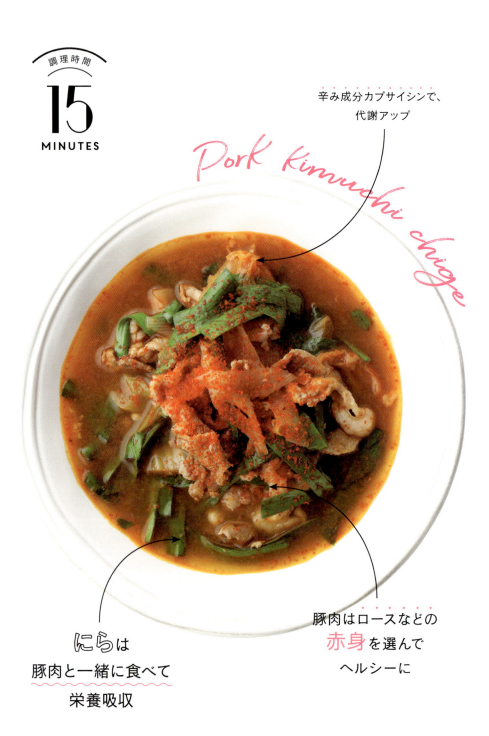

にらは豚肉と一緒に食べて栄養吸収

豚肉はロースなどの**赤身**を選んでヘルシーに

唐辛子の発汗作用で代謝アップ

豚肉のキムチチゲ

豚肉と長ねぎを炒めて、水と調味料を加えて煮るだけ！
仕上げの一味唐辛子はたっぷりと入れるのがポイント。

アジアン・エスニックスープ

材料（1日分）

豚こま肉	250g
キムチ	120g
にら	100g
長ねぎ	2/3本
にんにくのみじん切り	2片分
昆布だし（顆粒）	大さじ1
味噌	大さじ2
しょうゆ	大さじ1
酒	大さじ1
みりん	大さじ1
一味唐辛子	大さじ2
ごま油	大さじ1
水	600ml

作り方

1. 鍋にごま油、にんにくを中火で熱し、香りが立ったら、ひと口大に切った豚こま肉とキムチを炒める。

2. 斜め薄切りの長ねぎを加え、しんなりするまで炒める。

3. 水を加え、あくを取りながら10分ほど煮て、すべての調味料を加え、味をととのえる。3〜4cmに切ったにらを加え、さっと煮る。器に盛って、一味唐辛子をふる。

DIET MEMO

キムチで脂肪燃焼しながらデトックス

韓国を代表する発酵食品で、たっぷりと含まれる食物繊維と乳酸菌が腸をきれいにしてくれます。さらに、カプサイシンは脂肪燃焼を促進し、ビタミンB群がエネルギー代謝を促します。

調理時間 12 MINUTES

しめじを入れて、低カロリーにかさ増し

ごまは抗酸化成分であるセサミンが豊富

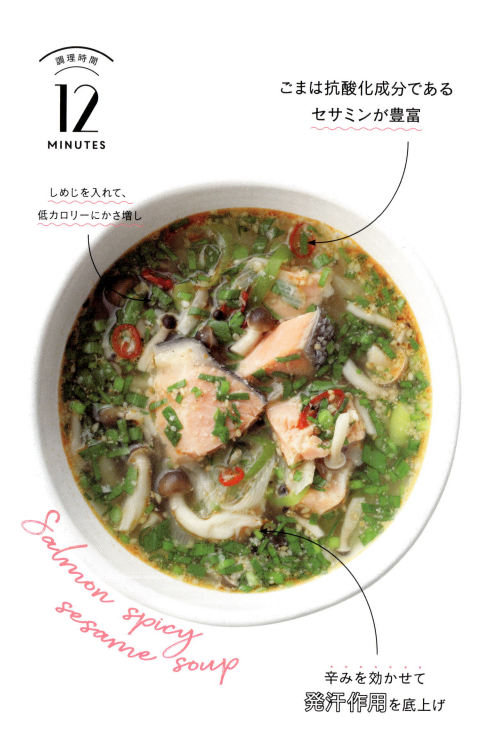

Salmon spicy sesame soup

辛みを効かせて**発汗作用**を底上げ

塩麹で、サーモンと野菜がよりおいしく

サーモンのピリ辛ごまスープ

たっぷりの唐辛子とラー油で、体がぽかぽかと温まる発汗スープ。
サーモンは先に焼いてから煮ると、独特なくさみも抜けておいしくなります。

アジアン・エスニックスープ

材料（1日分）

サーモン	2〜3切れ
長ねぎ	1/4本
にらのみじん切り	150g分
しめじ	150g
唐辛子の輪切り	4本分
白ごま	大さじ3
鶏ガラスープの素	大さじ1
塩麹	大さじ1
ラー油	大さじ1
ごま油	大さじ1
水	600ml

作り方

1. 鍋にごま油を中火で熱し、唐辛子、サーモンを加え、焼き色がつくまで焼く。

2. 水、斜め薄切りにした長ねぎ、しめじを加え、ひと煮立ちしたら、あくを取りながら5分ほど煮る。

3. 鶏ガラスープの素、塩麹、ラー油を加え、味をととのえる。3分ほど煮て、にらと白ごまを加える。

DIET MEMO

美容面でも優れているサーモンの栄養

サバと同じEPAという上質な油を含み、冷えの改善や体力アップに働きかけます。抗酸化成分アスタキサンチンも豊富で、アンチエイジングにもひと役。

調理時間
10
MINUTES

Lamb and paprika curry soy milk soup

消化の働きを助ける
クミンを入れて、
胃腸の働きを活発に

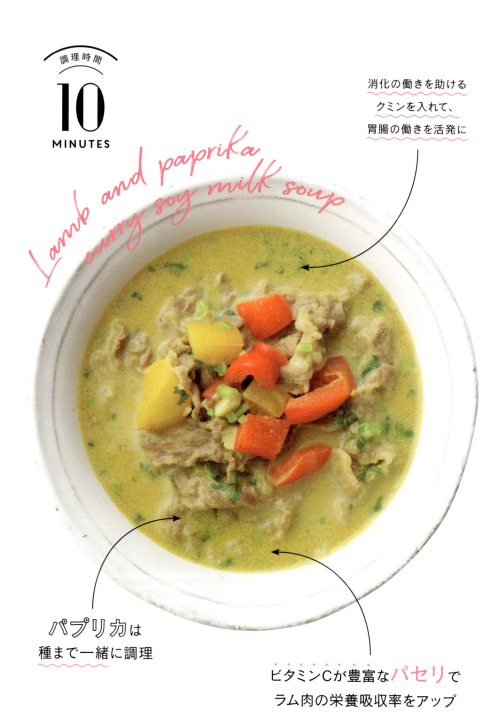

パプリカは
種まで一緒に調理

ビタミンCが豊富なパセリで
ラム肉の栄養吸収率をアップ

ラム肉のLカルニチンで脂肪を燃焼

ラム肉とパプリカの カレー豆乳スープ

脂っこさのないあっさりとしたラム肉は、カレー粉やクミンなどの
スパイスと好相性。ラム肉は薄切り肉を使うことで、煮込む時間を短縮。

アジアン・エスニックスープ

材料（1日分）

ラム薄切り肉	250g
パプリカ（赤・黄）	各大1個
イタリアンパセリのみじん切り	適量
固形コンソメ	2個
カレー粉	大さじ2
クミンパウダー	大さじ1
味噌	大さじ1
塩・ブラックペッパー	各適量
オリーブオイル	大さじ1
豆乳	400ml
水	200ml

作り方

1. 鍋にオリーブオイルを中火で熱し、ラム薄切り肉を炒め、塩・ブラックペッパーをふる。

2. 肉に軽く火が通ってきたら、角切りのパプリカを種とわたごと加え、さっと炒める。

3. 水を加え、ひと煮立ちしたら、あくを取る。固形コンソメ、豆乳を加え、3分ほど煮て、カレー粉、クミンパウダー、味噌を加え、味をととのえ、イタリアンパセリを加える。

DIET MEMO

パプリカは炒めて栄養アップ

パプリカのβカロテンは、油分と一緒にとることで高い栄養効果を発揮するため、煮込む前にオリーブオイルで炒めます。アンチエイジング、免疫力アップ、疲労回復などに役立ちます。

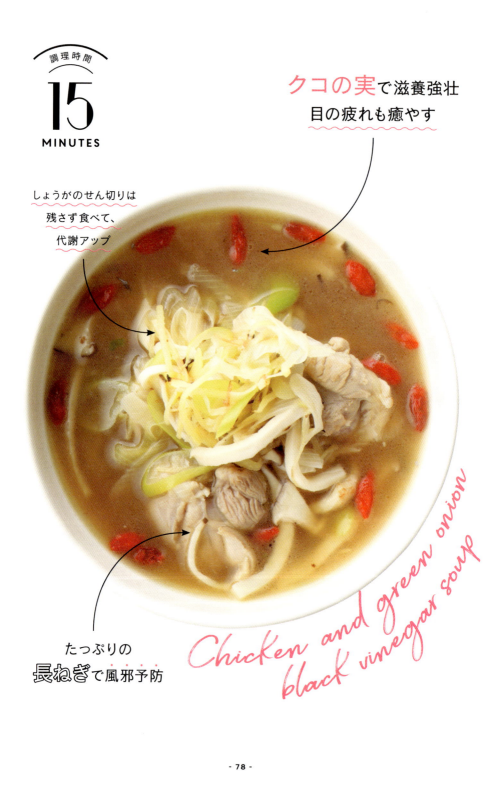

脂肪分の少ない鶏肉をお酢でさっぱり

鶏肉とねぎの
黒酢スープ

鶏肉やきのこなどうま味の多い食材を合わせてコクを出し、
黒酢で味に深みをプラス。黒酢の酸味が疲れた体を癒やします。

アジアン・エスニックスープ

材料（1日分）

鶏モモ肉	250g
長ねぎ	1本
エリンギ	200g
しょうがのせん切り	50g分
クコの実（乾燥）	大さじ1
ごま油	大さじ1
黒酢	大さじ4
鶏ガラスープの素	大さじ2
酒	大さじ2
みりん	大さじ2
塩	適量
水	600ml

作り方

1 鍋にごま油を中火で熱し、しょうが、ひと口大に切った鶏モモ肉を加え、肉に少し火が通るまで炒める。

2 斜め薄切りにした長ねぎ、細切りにしたエリンギを加え、野菜がしんなりするまで炒める。

3 水を加え、あくを取りながら10分ほど煮る。すべての調味料を加え、味をととのえたら、クコの実をちらしてひと煮立ちさせる。

DIET MEMO

**香味野菜を
たっぷり使うことが
成功のカギ**

健康的にやせるポイントは、血流をよくして冷えない体にすること。長ねぎに豊富に含まれるアリシンには抗酸化作用と血液をサラサラにする効果があると言われています。

調理時間
18 MINUTES

Okra and eggplant sinigang soup

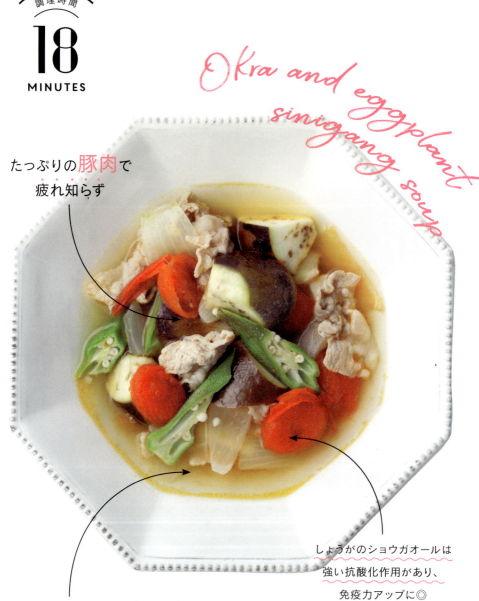

たっぷりの**豚肉**で
疲れ知らず

しょうがのショウガオールは
強い抗酸化作用があり、
免疫力アップに◎

ビタミンC豊富な**レモン**で
シミ、しわ対策

レモンの酸味とナンプラーのコクがたまらない

オクラとなすの シニガンスープ

シニガンスープとは肉と野菜をたっぷり使った、フィリピンの伝統的な家庭料理。コクのある酸味がくせになるおいしさです。

材料（1日分）

豚こま肉	200g
玉ねぎ	1/2個
なす	1本
ミニトマト	10個
オクラ	4本
しょうがの薄切り	50g分
レモン	1個
固形コンソメ	2個
ナンプラー	大さじ2
水	600ml

作り方

1. 鍋に水を入れて中火にかけ、沸騰したら、豚こま肉、しょうが、乱切りにした玉ねぎを加える。あくを取りながら、10分ほど煮る。

2. 乱切りにしたなす、斜め切りにしたオクラ、半分に切ったミニトマト、固形コンソメを加え、4分ほど煮る。

3. ナンプラーを加え、味をととのえる。火を止めてレモンを絞り、ひと混ぜする。

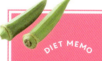

DIET MEMO

栄養バランスに優れた低カロリー野菜

オクラのヌメヌメした部分はペクチンなどの食物繊維で、胃腸を整え、便秘の改善に効果を発揮すると言われています。βカロテンをはじめ、カリウムなど各種ビタミンも豊富です。

調理時間
12
MINUTES

豆板醤と唐辛子に含まれる
カプサイシンで脂肪燃焼

牛肉の豊富な
鉄分で貧血を予防

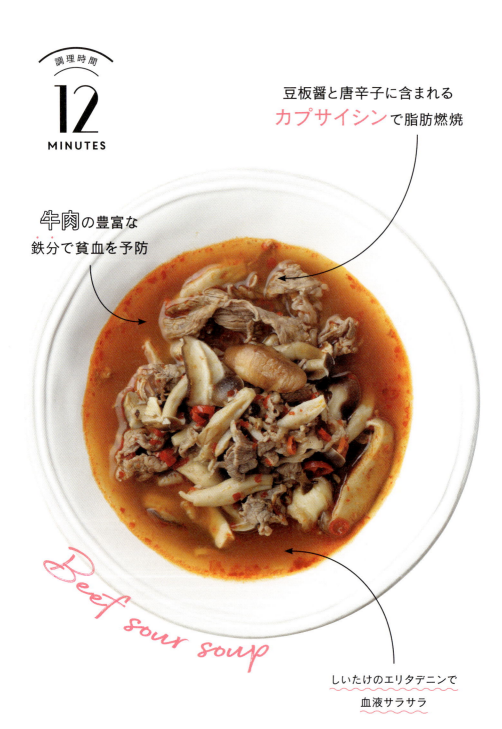

Beef sour soup

しいたけのエリタデニンで
血液サラサラ

貧血防止におすすめ。体を温め、代謝アップ

牛肉のホットサワースープ

牛肉ときのこのうま味が溶け出した、酸っぱ辛いスープ。
お酢のまろやかな酸味と唐辛子の辛さで、体はポカポカに。

アジアン・エスニックスープ

材料（1日分）

牛薄切り肉	250g
しいたけ	150g
しめじ	200g
にんにくの粗みじん切り	2片分
唐辛子の輪切り	2本分
鶏ガラスープの素	大さじ1
豆板醤	大さじ1
酒	大さじ1
酢	大さじ3
塩	少々
ごま油	大さじ1
水	600ml

作り方

1. 鍋にごま油を中火で熱し、にんにく、唐辛子、牛肉を炒め、塩をふる。

2. 薄切りにしたしいたけ、しめじを加えて炒め、全体に油がなじんだら水を加える。

3. あくを取りながら8分ほど煮て、鶏ガラスープの素、豆板醤、酢、酒を入れ、味をととのえる。

DIET MEMO

ダイエットと美容にうれしい効果を発揮

牛肉には美容ビタミンと呼ばれるビタミンB2が豊富で、脂肪燃焼にも欠かせない栄養です。たんぱく質やミネラルも豊富だから、体の機能を多面的に高めてくれます。

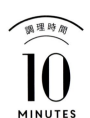

調理時間
10
MINUTES

牛肉の
Lカルニチンで脂肪を燃やす

いんげんでむくみ予防

レモンは
皮ごと食べて、
疲れ解消

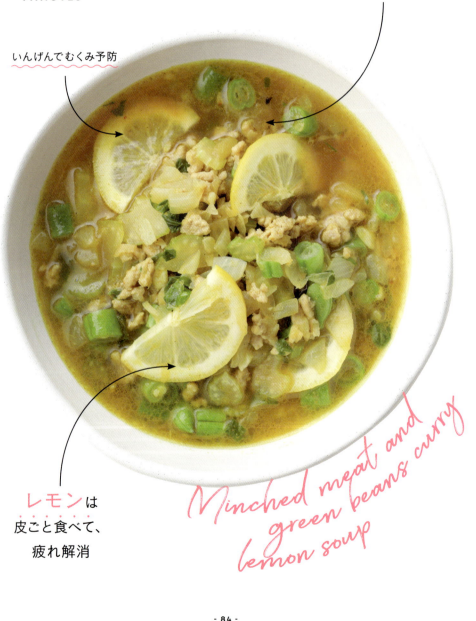

Minched meat and green beans curry lemon soup

クミンとカレー粉を効かせたオリエンタルなスープ

ひき肉といんげんの
カレーレモンスープ

いんげんに含まれるアスパラギン酸は、新陳代謝を促します。
たっぷりのスパイスとレモンのさわやかさで、最後まで飽きないおいしさ。

アジアン・エスニックスープ

材料（1日分）

牛ひき肉	250g	固形コンソメ	2個
いんげん	15〜17本	カレー粉	大さじ2
セロリ（葉付き）の粗みじん切り	1/2本分	クミンパウダー	大さじ2
玉ねぎの粗みじん切り	1/2個分	塩・ブラックペッパー	各適量
にんにくの粗みじん切り	2片分	オリーブオイル	大さじ1
レモン	1/2個	水	600ml

作り方

1 鍋にオリーブオイル、にんにくを中火で熱し、香りが立ったら、玉ねぎ、セロリ、牛ひき肉の順に炒め、塩・ブラックペッパーをふる。

2 小口切りのいんげんを加え、肉に火が通ったら水を加え、あくを取りながら3分ほど煮る。

3 固形コンソメ、カレー粉、クミンパウダーを加え、さらに3分煮る。半月切りのレモンを加え、ひと煮立ちさせる。

DIET MEMO

**レモンは
皮にも
栄養がたっぷり**

レモンの果皮や白いわたの部分にも、ビタミンCやクエン酸が豊富に含まれ、免疫力アップやアンチエイジング、疲労回復をサポート。ひと煮立ちさせれば、皮も食べやすくなります。

調理時間
12 MINUTES

Burdock and Konjak detox soup

こんにゃくのセラミドが
肌と髪の潤いをキープ

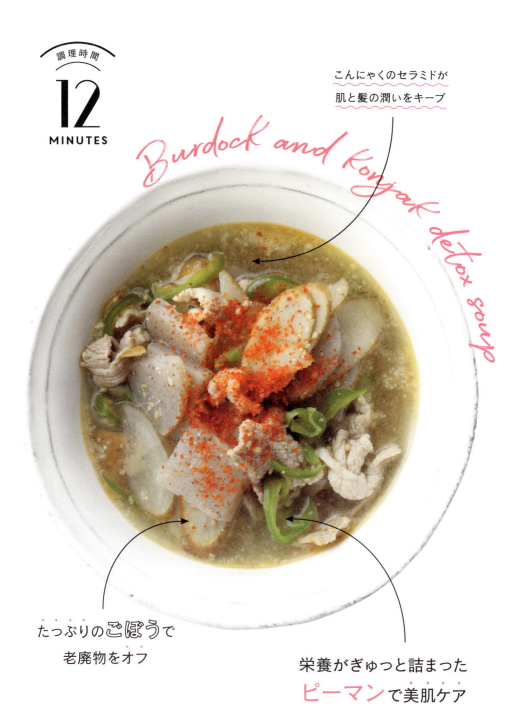

たっぷりのごぼうで
老廃物をオフ

栄養がぎゅっと詰まった
ピーマンで美肌ケア

根菜がとにかくたくさん！ 翌朝のすっきり感が違う

ごぼうとこんにゃくの デトックススープ

根菜と豚肉のうま味を引き立てる、ナンプラーの風味がおいしいスープ。
盛りだくさんのデトックス食材は、便秘解消に大助かり。

材料（1日分）

豚こま肉	250g
ごぼう（皮付き）	120g
こんにゃく	150g
ピーマン	1個
鶏ガラスープの素	大さじ1
ナンプラー	大さじ2
酒	大さじ2
酢	大さじ4
白ごま	大さじ4
ごま油	大さじ1
塩	適量
一味唐辛子	適量
水	600ml

作り方

1. 鍋にごま油を中火で熱し、豚こま肉を入れ、塩をふって炒める。肉に火が通ったら、薄切りのこんにゃく、斜め薄切りのごぼう、細切りのピーマンの順に炒める。

2. 水を加え、沸騰したら、鶏ガラスープの素、ナンプラー、酒、酢を入れる。

3. あくを取りながら10分ほど煮て、白ごまと一味唐辛子を加える。

DIET MEMO

こんにゃくで腸内をデトックス

食物繊維のグルコマンナンは腸内の老廃物を排出してくれる働きを持ちます。水分を含んだ食物繊維はおなかで膨らみ、満足感が出るのでダイエットにぴったりの食材です。

アジアン・エスニックスープ

調理時間
10
MINUTES

ごまは便秘改善にも役立つ

かぶの辛み成分で代謝を活発に

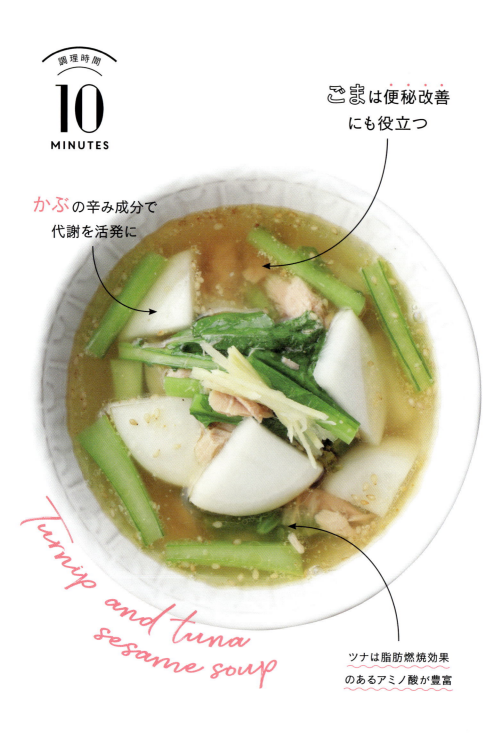

Turnip and tuna sesame soup

ツナは脂肪燃焼効果のあるアミノ酸が豊富

かぶにツナがしみて、翌日以降もよりおいしい

かぶとツナの ごまスープ

食べごたえのあるかぶに、ツナのうま味が効いた
スープを加えて満腹感をアップ！
オイスターソースを隠し味に深いコクを出しました。

アジアン・エスニックスープ

材料（1日分）

ツナ缶（ノンオイル）
……………… 2缶（140〜160g）
かぶ（皮・葉付き）………… 300g
しょうがのせん切り ……… 50g
鶏ガラスープの素 ……… 大さじ1

オイスターソース ……… 大さじ1
白ごま ……………………… 大さじ4
ごま油 ……………………… 小さじ1
水 …………………………… 600ml

作り方

1 鍋に水を入れて中火にかけ、沸騰したら、いちょう切りのかぶ、かぶの葉と茎はざく切りにして加える。

2 ツナ、しょうがを加え、5分ほど煮る。

3 鶏ガラスープの素、オイスターソースを加え、味をととのえる。白ごま、ごま油を加え、ひと煮立ちさせる。

DIET MEMO

**ごまは、少量
取り入れて
やせをサポート**

ごまは大さじ1杯で約40kcal。一見高カロリーに感じますが、イライラ予防のカリウムや、アンチエイジングのセサミンなど、ダイエット中に必要な栄養がたっぷり。

調理時間
10 MINUTES

Cod and Kimchi soy milk soup

タラは
肝機能の働きをよくする
タウリンが豊富

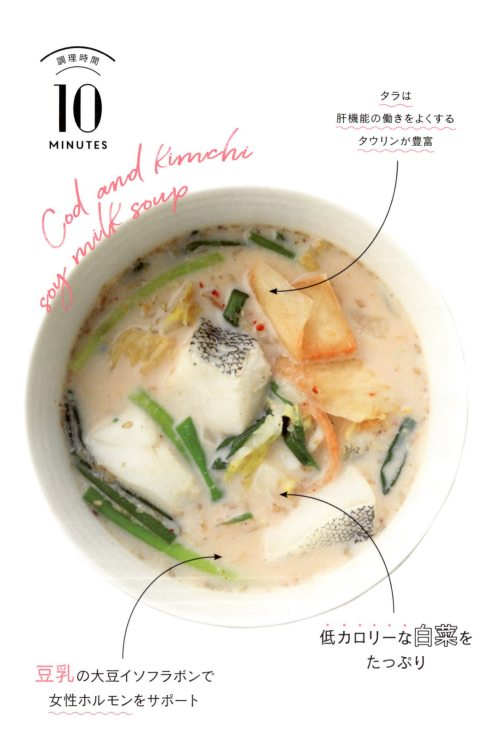

低カロリーな白菜を
たっぷり

豆乳の大豆イソフラボンで
女性ホルモンをサポート

韓国テイストに、豆乳でコクを足して

タラとキムチの豆乳スープ

キムチの辛みにタラの淡白さは、相性ばっちり。
煮込んでトロトロになった白菜のとろみもたまらないおいしさ。

アジアン・エスニックスープ

材料（1日分）

タラ	3〜4切れ
白菜	200g
キムチ	100g
万能ねぎ	50g
鶏ガラスープの素	大さじ1
味噌	大さじ1
白ごま	大さじ2
豆乳	400ml
水	200ml

作り方

1. 鍋に水を入れて沸かし、沸騰したら、ひと口大に切ったタラ、細切りの白菜を加え、5分ほど煮る。

2. 豆乳、細切りのキムチ、鶏ガラスープの素、味噌を加え、さらに5分ほど煮る。

3. 白ごま、ざく切りの万能ねぎを加える。

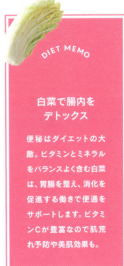

DIET MEMO

白菜で腸内をデトックス

便秘はダイエットの大敵。ビタミンとミネラルをバランスよく含む白菜は、胃腸を整え、消化を促進する働きで便通をサポートします。ビタミンCが豊富なので肌荒れ予防や美肌効果も。

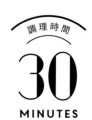

調理時間
30
MINUTES

唐辛子の
発汗作用で代謝アップ

ひよこ豆のビタミンB1
で疲労回復

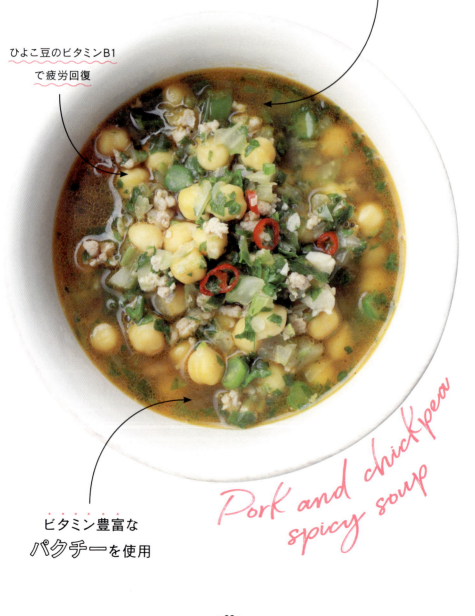

Pork and chickpea spicy soup

ビタミン豊富な
パクチーを使用

豚肉とひよこ豆でたんぱく質をたっぷり

豚肉とひよこ豆の
スパイシースープ

豆は、食物繊維が多く、その量はいろんな食材の中でもトップクラス。
ひよこ豆でかさ増しした大満足の1杯です。

材料（1日分）

豚ひき肉	250g
ひよこ豆（乾燥）	100g
いんげん	10〜12本
セロリ（葉付き）の粗みじん切り	1本分
にんにくのみじん切り	2片分
パクチー	20g
唐辛子の輪切り	2〜3本分
固形コンソメ	2個
チリパウダー	大さじ1
オリーブオイル	大さじ1
水	600ml

作り方

1. ひよこ豆は前日から8時間ほど水（分量外）につけて戻し、沸騰した水（分量外）に入れ、20分ほど茹でる。

2. 鍋にオリーブオイルを中火で熱し、にんにく、唐辛子、豚ひき肉、セロリを炒める。全体的に火が通ったら水を加え、ひと煮立ちさせる。

3. 固形コンソメ、チリパウダー、細かくきざんだいんげん、ひよこ豆を加え、あくを取りながら5分ほど煮る。細かくきざんだパクチーを加える。

DIET MEMO

**ひよこ豆で
肌と髪のつや
をアップ**

カルシウムやマグネシウム、カリウムなどのミネラル分を豊富に含んだひよこ豆は肌や髪のうるおいやツヤをサポート。また、ビタミンB1で疲れた体を元気にチャージ。

調理時間
10 MINUTES

Pork and green soybeans soup

セロリでダイエット中のストレスを緩和

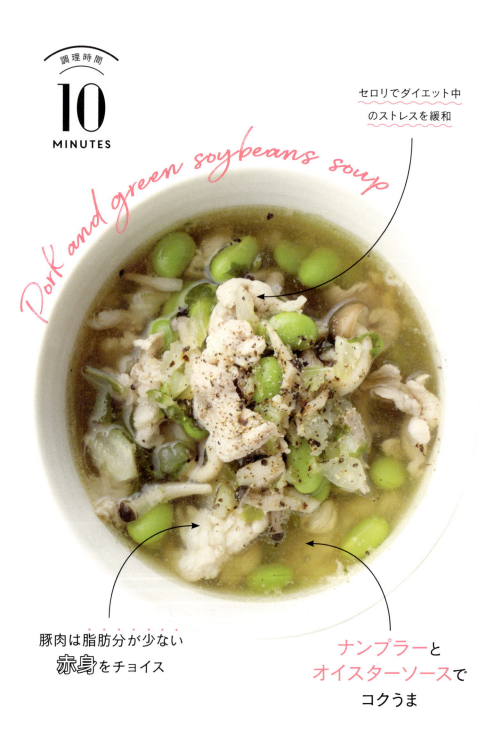

豚肉は脂肪分が少ない **赤身**をチョイス

ナンプラーと**オイスターソース**で コクうま

肌荒れかな…と思ったら飲みたいスープ

豚肉と枝豆のスープ

豚肉は、うるおいと弾力のある美肌作りに最適な亜鉛
やビタミンB12などの栄養素が豊富。
炒めてから煮ることで、肉の持つうま味が逃げず、おいしくなります。

材料（1日分）

豚こま肉	250g
枝豆（さや付き）	240g
しめじ	70〜80g
セロリの粗みじん切り	1本分
ナンプラー	大さじ4
オイスターソース	大さじ2
酒	大さじ2
酢	大さじ2
塩・ブラックペッパー	各適量
ごま油	大さじ1
水	600ml

作り方

1. 鍋にごま油を中火で熱し、豚こま肉を炒め、塩をふる。肉に火が通ったら、セロリを加え、しんなりするまで炒める。

2. 水、しめじを加え、あくを取りながら5分ほど煮る。

3. さやから出した枝豆を加え、1分ほど煮る。ナンプラー、オイスターソース、酒、酢、ブラックペッパーで味をととのえ、ひと煮立ちさせる。

DIET MEMO

枝豆でむくみ太りを解消

枝豆には体内の塩分濃度を調整するカリウムが含まれます。カリウムは利尿作用が高く、むくみの改善に役立つ栄養素。ただし、冷凍枝豆の場合は、塩味があまりついていないものを選んで。

アジアン・エスニックスープ

調理時間
12 MINUTES

栄養豊富な
ココナッツミルクを使用

Chicken tom Kha Kai soup

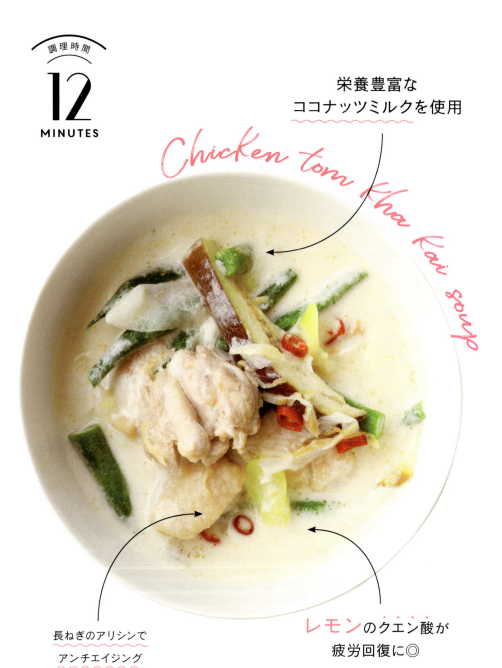

長ねぎのアリシンで
アンチエイジング

レモンのクエン酸が
疲労回復に◎

ココナッツミルクとナンプラーの絶妙なコンビ

鶏肉の
トムカーガイ風スープ

トムカーガイは、タイ発祥のココナッツミルクのスープ。
ココナッツのまろやかな甘みに、体の燃焼を促す唐辛子とレモンを足しました。

アジアン・エスニックスープ

材料（1日分）

鶏モモ肉	250g	レモン	1個
なす	1本	ナンプラー	大さじ3
いんげん	10〜12本	塩	適量
長ねぎ	1/2本	ココナッツミルク	250ml
しょうがのせん切り	50g分	水	350ml
唐辛子の輪切り	2本分		

作り方

1 鍋に水を入れて中火にかけ、沸騰したら、ひと口大に切った鶏モモ肉、しょうが、斜め薄切りの長ねぎ、唐辛子を加え、5分ほど煮る。

2 短冊切りのなす、半分に切ったいんげんを加え、あくを取りながら3分ほど煮る。

3 ココナッツミルク、ナンプラー、塩を加え、味をととのえる。火を止めてレモンを絞り、ひと混ぜする。

DIET MEMO

ココナッツで燃焼しやすい体を作る

ココナッツの白い果肉を絞ったのがココナッツミルク。豊富に含まれるラウリン酸は脂肪燃焼効果が期待できます。カリウムやマグネシウム、マンガンなどのミネラルも豊富です。

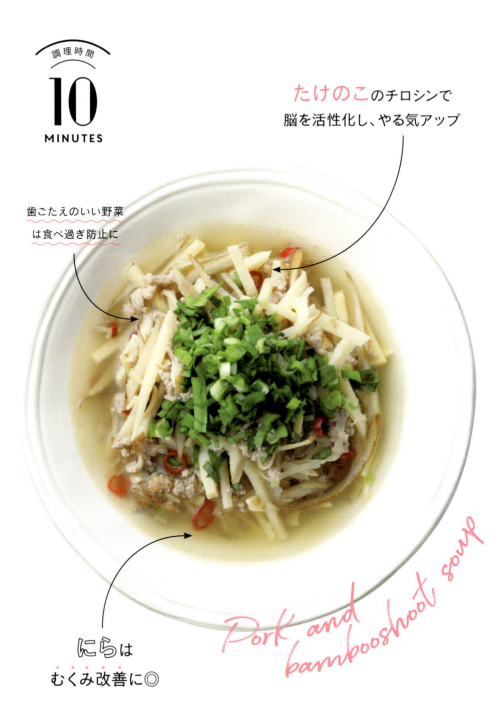

調理時間 **10** MINUTES

たけのこのチロシンで
脳を活性化し、やる気アップ

歯ごたえのいい野菜
は食べ過ぎ防止に

にらは
むくみ改善に◎

Pork and bambooshoot soup

たけのこの歯ごたえで食後の満足感アップ
豚肉とたけのこスープ

豚ひき肉に絡みやすいように、たけのことごぼうは
細く＆薄く切るのがコツ。
切り方を工夫することで、噛む回数が倍になり、あごのエクササイズにも。

材料（1日分）

豚ひき肉	250g
たけのこ水煮	150g
ごぼう	150g
にら	50g
しょうがのせん切り	50g分
唐辛子の輪切り	2本分
鶏ガラスープの素	大さじ1
ナンプラー	大さじ2
ごま油	大さじ1
水	600ml

作り方

1. 鍋にごま油を中火で熱し、唐辛子、しょうが、豚ひき肉、細切りにしたごぼうとたけのこの順に炒める。

2. 肉に火が通ったら、水を加え、あくを取りながら5分ほど煮る。

3. 鶏ガラスープの素、ナンプラーで味をととのえ、細かくきざんだにらを加える。

DIET MEMO
にらは豚肉と合わせて栄養を最大限に

にらに含まれる硫化アリルは、ビタミンB1の吸収をよくする成分。疲労回復ビタミンと呼ばれるビタミンB1を含む豚肉とは最高の組み合わせ。一緒に食べることで相乗効果を発揮。

アジアン・エスニックスープ

調理時間
40 MINUTES

Lentil and green beans soup

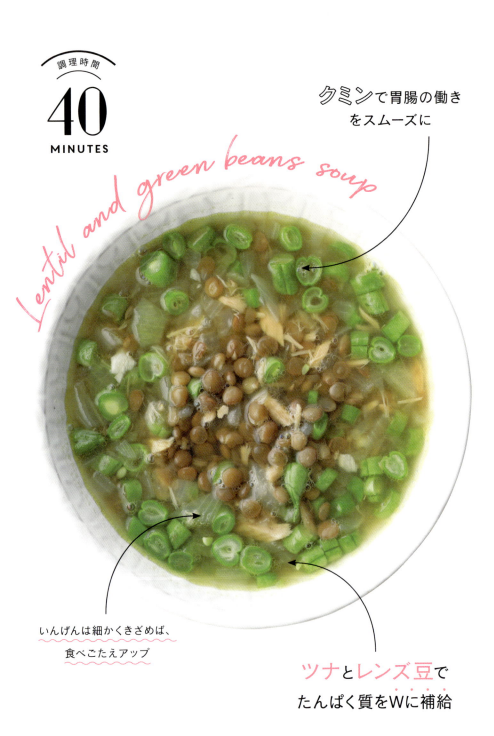

クミンで胃腸の働き
をスムーズに

いんげんは細かくきざめば、
食べごたえアップ

ツナとレンズ豆で
たんぱく質をWに補給

たっぷりのレンズ豆でおなかが満たされる

レンズ豆と いんげんのスープ

クミンを使ってエスニック風味に仕上げたスープ。
いんげんと玉ねぎの歯ごたえが満腹感を誘います。

アジアン・エスニックスープ

材料（1日分）

レンズ豆（乾燥）	100g
ツナ缶（ノンオイル）	1缶（70〜80g）
いんげん	10〜12本
玉ねぎの粗みじん切り	1個分
にんにくの粗みじん切り	2片分
固形コンソメ	2個
クミンパウダー	大さじ2
塩	適量
オリーブオイル	大さじ1
水	600ml

作り方

1. レンズ豆は3倍の水（分量外）で30分ほど茹で、水を切っておく。

2. 鍋にオリーブオイル、にんにくを中火で熱し、玉ねぎを透き通るまで炒める。

3. 水を加え、沸騰したらレンズ豆とツナ、固形コンソメを入れて5分ほど煮込む。クミンパウダー、塩を加えて味をととのえ、小口切りにしたいんげんを入れて1分ほど煮る。

DIET MEMO

ダイエット中の優秀なストック食材

乾燥レンズ豆はストックしておくと便利。良質なたんぱく質なので、どんなスープにも足してかさ増しできます。食物繊維も豊富なので便秘がちな人には特にGOOD。

常備したい食材リスト

Atsushiが常備している
食材リストをご紹介します。

||||||||||||||||||||

トマト缶・パック

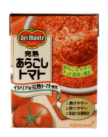

完熟トマトなら缶詰でも
紙パックでもどちらでもOK。

このスープに活用！

ラム肉とレモンのトマトスープ …… P22
サバのトマトスープ …… P32
チリコンカン風スープ …… P36

豆（乾燥・缶詰）

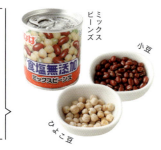

ミックスビーンズ
小豆
ひよこ豆

乾燥豆の他に、缶詰タイプだと
調理の時間が短縮できて楽ちん。

このスープに活用！

豆とチーズのミネストローネ …… P26
マッシュルームとレンズ豆のスープ …… P44
豚肉とひよこ豆のスパイシースープ …… P92
ほうれん草と豆のポタージュ …… P108
小豆のデトックスポタージュ …… P112　etc.

アンチョビフィレ

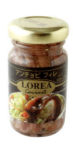

味に深みを出してくれるアンチョビは、
瓶詰めタイプがおすすめ。

このスープに活用！

タコときのこのガーリックスープ …… P34
シーフードとトマトのスープ …… P42
ほうれん草と豆のポタージュ …… P108

豆乳

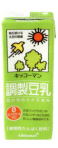

1回に使う量は300ml以上。
大きめサイズを常備しておくと便利。

このスープに活用！

きのことツナの豆乳スープ …… P30
ポーククラムチャウダー …… P40
タラとキムチの豆乳スープ …… P90
ほうれん草と豆のポタージュ …… P108
イカと小松菜のポタージュ ……P116　etc.

魚介缶詰

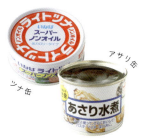

レシピ中で多く使われるのが
ツナ缶やサバ缶。日持ちする便利食材。

このスープに活用！

サバのトマトスープ …… P32
ポーククラムチャウダー …… P40
サバとごぼうのカレースープ …… P58
レンズ豆といんげんのスープ …… P100
ひよこ豆とにんじんのポタージュ …… P110　etc.

ドライフード

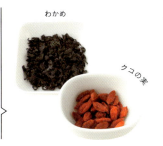

マストで常備したいのが美容食材・
クコの実。スープの彩りとしても◎。

このスープに活用！

鶏肉としいたけのスープ …… P50
干しエビと小松菜のスープ …… P56
サバとにらのわかめスープ …… P64
鶏肉とねぎの黒酢スープ …… P78

キムチ

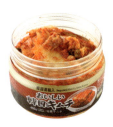

体を温めてくれる
発酵食品のキムチは、冷え防止に。

このスープに活用！

豚肉のキムチチゲ …… P72
タラとキムチの豆乳スープ …… P90

etc.

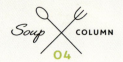

Soup COLUMN 04

間食の代わりにコレ！
小腹が空いたら
枝豆に頼る！

ダイエット中に間食したくなったら、おやつの代わりに枝豆を食べましょう。
スープの食事の後にもうちょっと何か食べたいと思ったときも枝豆を。
枝豆は、緑黄色野菜と大豆の両方の栄養が
とれる優れもの。食べれば食べるほど、代謝アップにつながります。
冷凍枝豆をストックしておけば、茹でる手間なく、
好きなタイミングで食べられます。

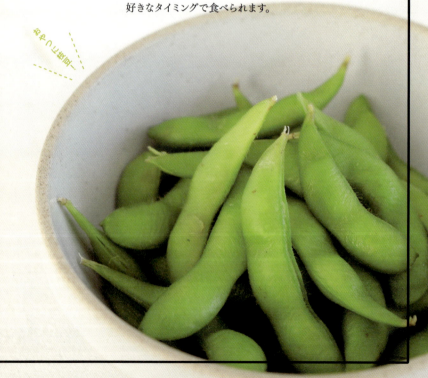

一同にたっぷり

PART. 4
魔法の
ポタージュ

豆乳や野菜のとろみを活かして作る
6品のポタージュは、たんぱく質が
入っているから腹もちもバツグン。

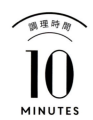

調理時間
10 MINUTES

レモンは
アンチエイジングと
生活習慣病の予防に◎

アボカドの食物繊維含有量
は青果物の中でトップクラス！

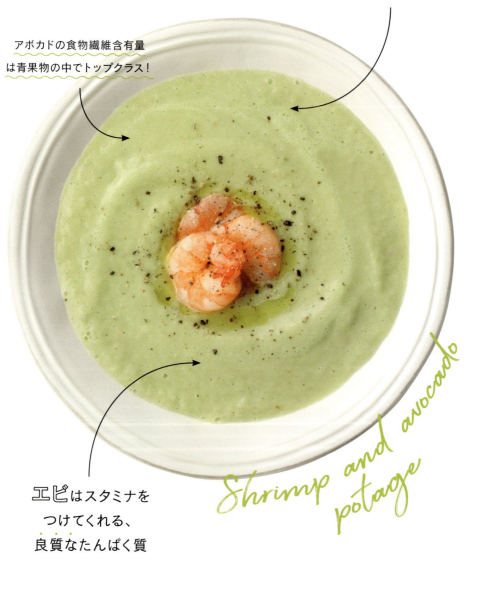

Shrimp and avocado potage

エビはスタミナを
つけてくれる、
良質なたんぱく質

満腹感を引き出すアボカドのとろみ

エビとアボカドのポタージュ

エビとアボカドをミキサーにかけることで、
まるでスムージーのような栄養満点のスープに。
レモンのおかげで時間がたってもきれいなグリーンをキープ。

ポタージュ

材料（1日分）

むきエビ……250g	固形コンソメ……1個
アボカド……2個	塩・ブラックペッパー……適量
玉ねぎ……1個	オリーブオイル……大さじ1
にんにく……1片	水……600ml
レモン……1個	

作り方

1. 鍋にオリーブオイル、半分に切ったにんにくを中火で熱し、香りが立ったら、乱切りにした玉ねぎ、むきエビの順に炒める。むきエビはトッピング用に少量とっておく。

2. トッピング用のエビ以外の①、固形コンソメ、アボカド、水をミキサーにかけ、なめらかになるまでかくはんする。

3. 鍋に戻し、沸騰させないように温め、塩で味をととのえる。火を止めレモンを絞り、ひと混ぜする。器に盛り、むきエビをのせ、ブラックペッパーをふり、オリーブオイル（適量・分量外）をたらす。

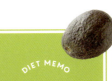

DIET MEMO

**若返りの
ビタミンEを
たっぷりと摂取**

アボカドは、ギネスに「最も栄養価の高い果物」と認定されているほど高い栄養を持つ食材。抗酸化作用のあるビタミンEを豊富に含むから、しっかり食べることで肌ケアにも。

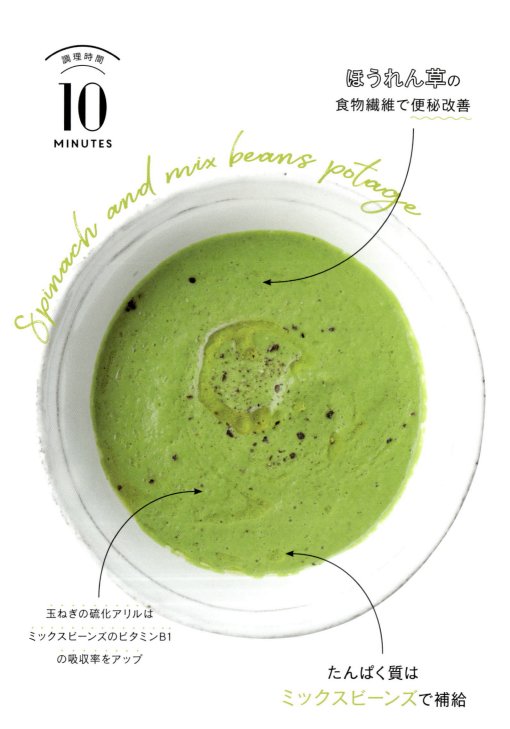

調理時間 **10** MINUTES

Spinach and mix beans potage

ほうれん草の
食物繊維で便秘改善

玉ねぎの硫化アリルは
ミックスビーンズのビタミンB1
の吸収率をアップ

たんぱく質は
ミックスビーンズで補給

アンチョビフィレがおいしさの決め手

ほうれん草と豆のポタージュ

絶妙な塩気がおいしいアンチョビフィレを炒めて、コクを出してから
ほうれん草と豆と一緒にミキサーで混ぜます。濃厚なスープはひもじさゼロ。

材料（1日分）

ミックスビーンズ缶	150g
アンチョビフィレ	5フィレ
ほうれん草	200g
玉ねぎの粗みじん切り	1個分
レモン	1/2個
にんにくの粗みじん切り	2片分
固形コンソメ	1個
塩・ブラックペッパー	適量
オリーブオイル	大さじ1
豆乳	300ml
水	300ml

作り方

1. 鍋にオリーブオイルを中火で熱し、アンチョビをつぶすように炒め、にんにく、玉ねぎを加え、香りが立つまで炒める。

2. ①、ざく切りにしたほうれん草、ミックスビーンズ、固形コンソメ、豆乳、水をミキサーにかけ、なめらかになるまでかくはんする。

3. 鍋に戻し、沸騰しないように温め、塩で味をととのえる。器に盛り、レモンを絞り、ブラックペッパーをちらし、オリーブオイル（適量・分量外）をたらす。

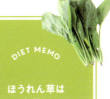

DIET MEMO

ほうれん草は女子の体の強い味方

ほうれん草は緑黄色野菜の中でも鉄分が豊富です。鉄分は貧血防止に役立つ上、脂肪の燃焼もサポート。風邪の予防や免疫力アップに欠かせないβカロテンも含まれています。

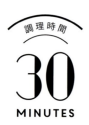

調理時間
30
MINUTES

ひよこ豆は
にんじんと合わせることで
美肌効果アップ

ツナのコクで
おいしさ倍増

豆乳のオリゴ糖
で便秘を予防

Chickpea and carrot potage

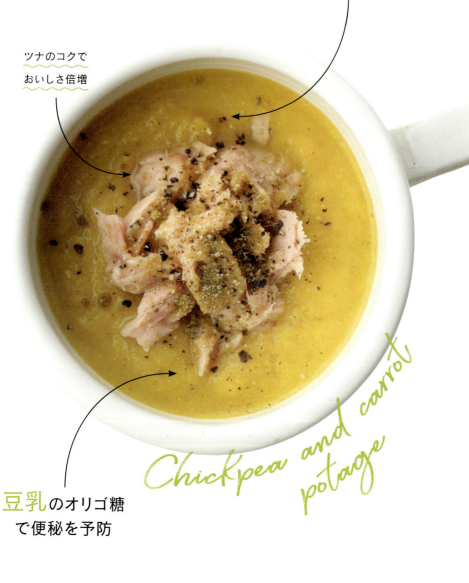

豆乳を使うことでカロリーオフ

ひよこ豆とにんじんの ポタージュ

にんじんの甘みに豆乳のコクを加えた、まろやかで
やさしい味わいが魅力のスープです。
ひよこ豆を使うから、腹もちもしっかりキープ。

ポタージュ

材料（1日分）

ひよこ豆（乾燥）	100g	固形コンソメ	2個
ツナ缶（ノンオイル）		クミンパウダー	小さじ1
	2缶（140〜160g）	塩・ブラックペッパー	適量
にんじん	200g	オリーブオイル	大さじ1
玉ねぎの粗みじん切り	1個分	豆乳	500ml
にんにくの粗みじん切り	2片分	水	100ml

作り方

1 ひよこ豆は前日から8時間ほど水（分量外）につけて戻しておき、沸騰した水（分量外）に入れ、20分ほど茹でる。

2 鍋にオリーブオイル、にんにくを中火で熱し、香りが立ったら、玉ねぎ、小さく乱切りにしたにんじんを加え、しんなりするまで炒める。

3 ひよこ豆、②、ツナの半量、固形コンソメ、豆乳、水をミキサーにかけ、なめらかになるまでかくはんする。鍋に戻し、沸騰しないように温め、クミンパウダー、塩、ブラックペッパーで味をととのえる。器に盛り、残りのツナをのせる。

DIET MEMO

**皮ごと使って
βカロテンを
たっぷり摂取**

にんじんのβカロテンは皮のすぐ下に多く含まれます。調理するときは、皮をむかずに使いましょう。抗酸化作用があるため老化防止効果に加えて、風邪の予防や免疫力を高める働きがあります。

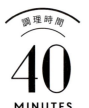

調理時間
40 MINUTES

Red beans detox potage

皮ごと使うごぼうは
風味がよく、便秘予防に◎

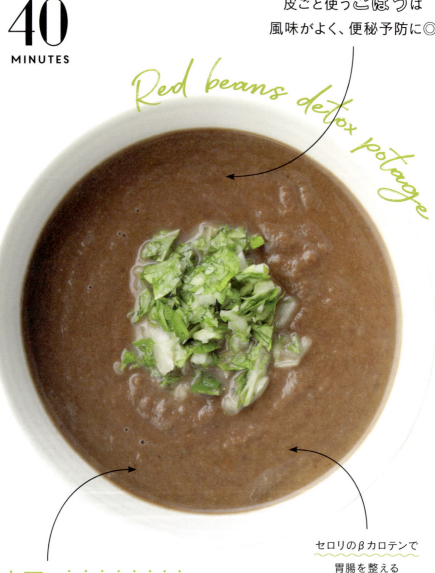

小豆の栄養が溶け出した
煮汁も一緒に調理

セロリのβカロテンで
胃腸を整える

小豆とごぼうの食物繊維でおなかをすっきり

小豆のデトックス ポタージュ

小豆をセロリやごぼうと一緒にミキサーでかくはんします。
セロリとごぼうを先に炒めておくことが、うま味アップの秘訣。

材料（1日分）

- **小豆（乾燥）** ……………… 120g
- **ごぼう（皮付き）** …………… 150g
- **セロリ（葉付き）** ……………… 1本
- **にんにく** ………………………… 1片
- **固形コンソメ** …………………… 2個
- **クミンパウダー** ………… 大さじ1
- **塩** ………………………………… 適量
- **オリーブオイル** ………… 大さじ1
- **水** ……………………………… 600ml

作り方

1. 小豆を水500ml（分量外）で柔らかくなるまで茹で、煮汁も取っておく。セロリはトッピング用に葉と茎を適量みじん切りにする。

2. 鍋にオリーブオイル、にんにくを中火で熱し、香りが立ってきたら、ぶつ切りにしたごぼうとセロリの順に炒める。

3. ②、小豆、小豆の煮汁、固形コンソメ、水をミキサーにかけ、なめらかになるまでかくはんする。鍋に戻して温め、クミンパウダー、塩で味をととのえる。器に盛って、セロリのみじん切りをのせる。

DIET MEMO

**腸内を
デトックスして
やせやすさアップ**

小豆は便秘やむくみ解消、血液サラサラ効果などの働きを合わせ持つダイエット向きの食材です。栄養分は煮汁に溶け出しやすいので、必ず煮汁も一緒にいただきましょう。

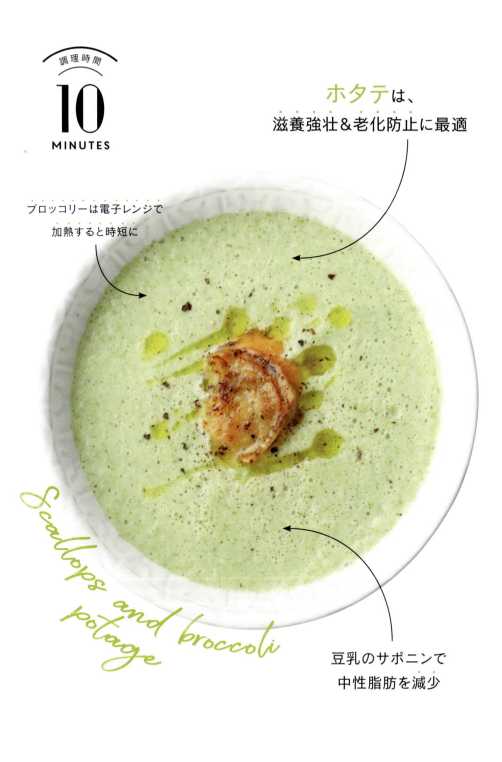

調理時間
10 MINUTES

ホタテは、
滋養強壮＆老化防止に最適

ブロッコリーは電子レンジで
加熱すると時短に

豆乳のサポニンで
中性脂肪を減少

Scallops and broccoli potage

ホタテはうま味が強く、低カロリー＆ミネラル豊富

ホタテとブロッコリーのポタージュ

ブロッコリーの甘みとホタテのうま味が溶け出したミルキーな豆乳ポタージュ。
トッピングした焼きホタテの香ばしさも絶品。

材料（1日分）

茹でホタテ	250g
ブロッコリー	200g
玉ねぎの粗みじん切り	1個分
にんにくのみじん切り	2片分
固形コンソメ	2個
塩・ブラックペッパー	適量
オリーブオイル	大さじ1
豆乳	300ml
水	300ml

作り方

1. 鍋にオリーブオイル、にんにくを中火で熱し、香りが立ったら、玉ねぎ、ホタテ3個を加え、火が通るまで炒める。ホタテはトッピング用に取っておく。ブロッコリーは小房に分け、600Wの電子レンジで2分ほど加熱する。

2. トッピング用のホタテ以外の①、焼いていないホタテ、固形コンソメ、豆乳、水をミキサーにかけ、なめらかになるまでかくはんする。

3. 鍋に戻し、沸騰しないように温め、塩・ブラックペッパーで味をととのえる。器に盛り、焼いたホタテをのせ、オリーブオイル（分量外）をたらす。

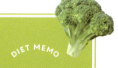

DIET MEMO
豊富なカリウムでむくまない体に

ブロッコリーのビタミンCはレモンの約2倍。ビタミンAも豊富に含みます。高い抗酸化力のあるイソチオシアネートの働きでアンチエイジングやデトックス効果が期待できます。

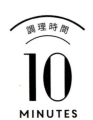

調理時間
10
MINUTES

イカのタウリンが
肝機能の働きを整え、
疲労回復効果に

血を養う**イカ**は、貧血や
月経過多などの改善にも

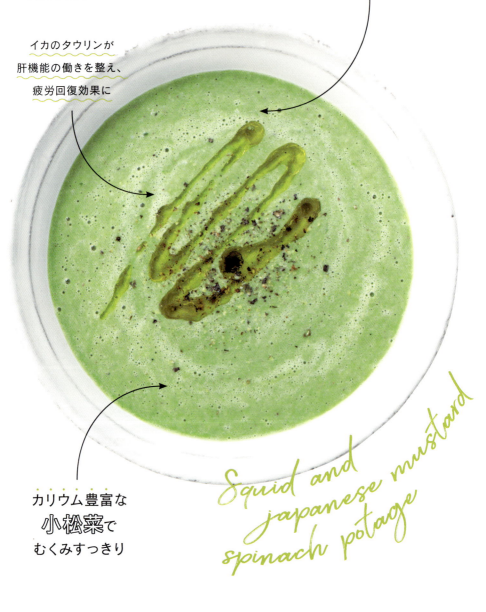

カリウム豊富な
小松菜で
むくみすっきり

Squid and japanese mustard spinach potage

小松菜は美肌効果が高いβカロテンが豊富

イカと小松菜の ポタージュ

緑黄色野菜のおいしさが十分に溶け出したスープです。
イカのコクがほどよくアクセントになり、満腹感もしっかり味わえます。

材料（1日分）

茹でイカ	200g
小松菜	200g
玉ねぎの粗みじん切り	1個分
にんにくの粗みじん切り	1片分
固形コンソメ	2個
塩・ブラックペッパー	適量
オリーブオイル	大さじ1
豆乳	300ml
水	300ml

作り方

1. 鍋にオリーブオイル、にんにくを中火で熱し、香りが立ったら、玉ねぎを加え、しんなりするまで炒める。

2. ①、茹でイカ、ざく切りの小松菜、豆乳、水をミキサーにかけ、なめらかになるまでかくはんする。

3. 鍋に戻し、沸騰しないように温め、固形コンソメ、塩・ブラックペッパーを加え、味をととのえる。器に盛り、オリーブオイル（適量・分量外）をたらす。

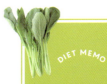

DIET MEMO

小松菜は天然のマルチ系サプリ

小松菜は、ビタミンB1、B2、Cに加え、βカロテン、たんぱく質などさまざまな栄養成分をバランスよく含みます。特にカルシウムの含有量は野菜の中でもトップクラスです。

材料別
魔法のスープ名索引

肉

[牛肉]
チリコンカン風スープ ································ P36
すき焼き風スープ ································ P54
牛肉のホットサワースープ ···················· P82
ひき肉といんげんのカレーレモンスープ ···· P84

[鶏肉]
鶏肉のトマトチーズスープ ···················· P28
鶏肉としいたけのスープ ······················ P50
鶏肉とかぶのピリ辛スープ ···················· P68
鶏肉とねぎの黒酢スープ ······················ P78
鶏肉のトムカーガイ風スープ ·················· P96

[豚肉]
ポーククラムチャウダー ······················ P40
豚肉とれんこんのスープ ······················ P62
豚肉のキムチチゲ ································ P72
オクラとなすのシニガンスープ ················ P80
ごぼうとこんにゃくのデトックススープ ········ P86
豚肉とひよこ豆のスパイシースープ ············ P92
豚肉と枝豆のスープ ····························· P94
豚肉とたけのこのスープ ······················ P98

[ラム肉]
ラム肉とレモンのトマトスープ ················ P22
ラム肉とパプリカのカレー豆乳スープ ·········· P76

魚介

[アサリ]
アサリとトマトの白ワインスープ ··············· P38

[イカ]
イカと小松菜のポタージュ ···················· P116

[エビ]
エビときのこのスープ ························ P70
エビとアボカドのポタージュ ···················· P106

[サーモン]
サーモンとかぼちゃの味噌ごまスープ ·········· P52
サーモンのピリ辛ごまスープ ···················· P74

[シラス]
シラスとレタスのスープ ························ P60

[タコ]
タコときのこのガーリックスープ ·············· P34

[タラ]
タラとセロリのブラックペッパースープ ········ P24
タラとキムチの豆乳スープ ···················· P90

[ホタテ]
ホタテとブロッコリーのポタージュ ············ P114

野菜・果物

[アボカド]
エビとアボカドのポタージュ ···················· P106

[いんげん]
ひき肉といんげんのカレーレモンスープ ········ P84
豚肉とひよこ豆のスパイシースープ ·············· P92
鶏肉のトムカーガイ風スープ ·················· P96
レンズ豆といんげんのスープ ···················· P100

[枝豆]
干しエビと小松菜のスープ ···················· P56
豚肉と枝豆のスープ ····························· P94

[オクラ]
オクラとなすのシニガンスープ ················ P80

［かぶ］

鶏肉とかぶのピリ辛スープ ················· P68
かぶとツナのごまスープ ················· P88

［かぼちゃ］

サーモンとかぼちゃの味噌ごまスープ ········· P52

［きのこ類］

きのことツナの豆乳スープ ··············· P30
タコときのこのガーリックスープ ··········· P34
マッシュルームとレンズ豆のスープ ·········· P44
卵とエリンギの塩麹スープ ··············· P48
鶏肉としいたけのスープ ················· P50
エビときのこのスープ ·················· P70
サーモンのピリ辛ごまスープ ·············· P74
鶏肉とねぎの黒酢スープ ················· P78
牛肉のホットサワースープ ··············· P82
豚肉と枝豆のスープ ··················· P94

［ごぼう］

すき焼き風スープ ····················· P54
サバとごぼうのカレースープ ·············· P58
ごぼうとこんにゃくのデトックススープ ········ P86
豚肉とたけのこのスープ ················· P98
小豆のデトックスポタージュ ·············· P112

［小松菜］

干しエビと小松菜のスープ ··············· P56
イカと小松菜のポタージュ ··············· P116

［しょうが］

鶏肉としいたけのスープ ················· P50
豚肉とれんこんのスープ ················· P62
サバとにらのわかめスープ ··············· P64
エビときのこのスープ ·················· P70
鶏肉とねぎの黒酢スープ ················· P78
オクラとなすのシニガンスープ ············· P80
かぶとツナのごまスープ ················· P88
鶏肉のトムカーガイ風スープ ·············· P96
豚肉とたけのこのスープ ················· P98

［セロリ］

タラとセロリのブラックペッパースープ ········ P24
サバのトマトスープ ··················· P32
チリコンカン風スープ ·················· P36
シーフードとトマトのスープ ·············· P42
サバとごぼうのカレースープ ·············· P58
ひき肉といんげんのカレーレモンスープ ······· P84
豚肉とひよこ豆のスパイシースープ ·········· P92
豚肉と枝豆のスープ ··················· P94
小豆のデトックスポタージュ ·············· P112

［大根］

鶏肉としいたけのスープ ················· P50

［たけのこ］

豚肉とたけのこのスープ ················· P98

［玉ねぎ］

タラとセロリのブラックペッパースープ ········ P24
豆とチーズのミネストローネ ·············· P26
鶏肉のトマトチーズスープ ··············· P28
きのことツナの豆乳スープ ··············· P30
サバのトマトスープ ··················· P32
チリコンカン風スープ ·················· P36
アサリとトマトの白ワインスープ ··········· P38
ポーククラムチャウダー ················· P40
シーフードとトマトのスープ ·············· P42
マッシュルームとレンズ豆のスープ ·········· P44
オクラとなすのシニガンスープ ············· P80
ひき肉といんげんのカレーレモンスープ ······· P84
レンズ豆といんげんのスープ ·············· P100
エビとアボカドのポタージュ ·············· P106
ほうれん草と豆のポタージュ ·············· P108
ひよこ豆とにんじんのポタージュ ··········· P110
ホタテとブロッコリーのポタージュ ·········· P114
イカと小松菜のポタージュ ··············· P116

［トマト、ミニトマト］

豆とチーズのミネストローネ ·············· P26
鶏肉のトマトチーズスープ ··············· P28
アサリとトマトの白ワインスープ ··········· P38

シーフードとトマトのスープ …………… P42
鶏肉とかぶのピリ辛スープ ………………… P68
オクラとなすのシニガンスープ …………… P80

[なす]
ラム肉とレモンのトマトスープ …………… P22
オクラとなすのシニガンスープ …………… P80
鶏肉のトムカーガイ風スープ ……………… P96

[にら]
サバとにらのわかめスープ ………………… P64
豚肉のキムチチゲ …………………………… P72
サーモンのピリ辛ごまスープ ……………… P74
豚肉とたけのこのスープ …………………… P98

[にんじん]
豆とチーズのミネストローネ ……………… P26
ポーククラムチャウダー …………………… P40
ひよこ豆とにんじんのポタージュ ………… P110

[にんにく]
ラム肉とレモンのトマトスープ …………… P22
豆とチーズのミネストローネ ……………… P26
鶏肉のトマトチーズスープ ………………… P28
きのことツナの豆乳スープ ………………… P30
サバのトマトスープ ………………………… P32
タコときのこのガーリックスープ ………… P34
チリコンカン風スープ ……………………… P36
アサリとトマトの白ワインスープ ………… P38
シーフードとトマトのスープ ……………… P42
マッシュルームとレンズ豆のスープ ……… P44
サバとごぼうのカレースープ ……………… P58
鶏肉とかぶのピリ辛スープ ………………… P68
豚肉のキムチチゲ …………………………… P72
牛肉のホットサワースープ ………………… P82
ひき肉といんげんのカレーレモンスープ … P84
豚肉とひよこ豆のスパイシースープ ……… P92
レンズ豆といんげんのスープ ……………… P100
エビとアボカドのポタージュ ……………… P106
ほうれん草と豆のポタージュ ……………… P108
ひよこ豆とにんじんのポタージュ ………… P110
小豆のデトックスポタージュ ……………… P112

ホタテとブロッコリーのポタージュ ……… P114
イカと小松菜のポタージュ ………………… P116

[長ねぎ・万能ねぎ]
卵とエリンギの塩麹スープ ………………… P48
サーモンとかぼちゃの味噌ごまスープ …… P52
すき焼き風スープ …………………………… P54
豚肉とれんこんのスープ …………………… P62
サバとにらのわかめスープ ………………… P64
豚肉のキムチチゲ …………………………… P72
サーモンのピリ辛ごまスープ ……………… P74
鶏肉とねぎの黒酢スープ …………………… P78
タラとキムチの豆乳スープ ………………… P90
鶏肉のトムカーガイ風スープ ……………… P96

[白菜]
タラとキムチの豆乳スープ ………………… P90

[パプリカ・ピーマン]
ラム肉とレモンのトマトスープ …………… P22
鶏肉のトマトチーズスープ ………………… P28
ラム肉とパプリカのカレー豆乳スープ …… P76
ごぼうとこんにゃくのデトックススープ … P86

[ブロッコリー]
ホタテとブロッコリーのポタージュ ……… P114

[ほうれん草]
ほうれん草と豆のポタージュ ……………… P108

[レタス]
シラスとレタスのスープ …………………… P60

[レモン]
ラム肉とレモンのトマトスープ …………… P22
エビときのこのスープ ……………………… P70
オクラとなすのシニガンスープ …………… P80
ひき肉といんげんのカレーレモンスープ … P84
鶏肉のトムカーガイ風スープ ……………… P96
エビとアボカドのポタージュ ……………… P106
ほうれん草と豆のポタージュ ……………… P108

[れんこん]
豚肉とれんこんのスープ ·················· P62

その他

[アサリ缶]
ポーククラムチャウダー ················· P40

[アンチョビフィレ]
タコときのこのガーリックスープ ············· P34
シーフードとトマトのスープ ················· P42
ほうれん草と豆のポタージュ ················· P108

[オリーブ]
チリコンカン風スープ ···················· P36

[キムチ]
豚肉のキムチチゲ ······················· P72
タラとキムチの豆乳スープ ················· P90

[クコの実]
鶏肉としいたけのスープ ··················· P50
干しエビと小松菜のスープ ················· P56
鶏肉とねぎの黒酢スープ ··················· P78

[ココナッツミルク]
鶏肉のトムカーガイ風スープ ················· P96

[こんにゃく]
ごぼうとこんにゃくのデトックススープ ········· P86

[サバ水煮缶]
サバのトマトスープ ···················· P32
サバとごぼうのカレースープ ················· P58
サバとにらのわかめスープ ················· P64

[卵]
卵とエリンギの塩麹スープ ················· P48
すき焼き風スープ ······················· P54

[チーズ]
豆とチーズのミネストローネ ················· P26

鶏肉のトマトチーズスープ ················· P28

[ツナ缶]
豆とチーズのミネストローネ ················· P26
きのことツナの豆乳スープ ················· P30
卵とエリンギの塩麹スープ ················· P48
かぶとツナのごまスープ ··················· P88
レンズ豆といんげんのスープ ················· P100
ひよこ豆とにんじんのポタージュ ············· P110

[豆乳]
きのことツナの豆乳スープ ················· P30
ポーククラムチャウダー ··················· P40
ラム肉とパプリカのカレー豆乳スープ ·········· P76
タラとキムチの豆乳スープ ················· P90
ほうれん草と豆のポタージュ ················· P108
ひよこ豆とにんじんのポタージュ ············· P110
ホタテとブロッコリーのポタージュ ············ P114
イカと小松菜のポタージュ ················· P116

[トマト缶]
ラム肉とレモンのトマトスープ ··············· P22
サバのトマトスープ ···················· P32
チリコンカン風スープ ···················· P36

[干しエビ]
干しエビと小松菜のスープ ················· P56

[豆]
豆とチーズのミネストローネ ················· P26
マッシュルームとレンズ豆のスープ ············· P44
豚肉とひよこ豆のスパイシースープ ············ P92
レンズ豆といんげんのスープ ················· P100
ほうれん草と豆のポタージュ ················· P108
ひよこ豆とにんじんのポタージュ ············· P110
小豆のデトックスポタージュ ················· P112

[ミックスシーフード（冷凍）]
シーフードとトマトのスープ ················· P42

[わかめ]
サバとにらのわかめスープ ················· P64

- 121 -

この本を手にしてくださったみなさまへ

　いかがでしたでしょうか。1回分のスープの量に驚いた方もいるかもしれません。それだけたっぷり食べていいということをみなさんに体感していただければと思います。量で満足できるだけでなく、やせやすい体へとシフトしていけるように、野菜とたんぱく質の量を考えて作りました。たっぷりの野菜は免疫力を上げてくれたり、健康な体作りには欠かせません。長年ダイエットの経験をしてきて、健康的な生活は美容面にダイレクトに影響すると実感しています。

　20代の頃はお酒を飲んだ後の深夜のラーメンは当たり前で、常にむくんでいました。仕事が忙しかったこともあり、不規則な食生活になってしまい、吹き出物とストレスにも悩まされていました。でも、今は、あの頃よりも10歳以上年齢を重ねていますが、肌のコンディションも体型も今までの人生の中で最高な状態だと言い切れます！　そして何より風邪も全くひかなくなり、病気知らずの健康な体になりました。何を食べるかによって、自分の体の状態をコントロールできることを知ったからです。それは決して難しいことではなく、野菜、果物を意識的にたくさん食べることを心がけ、バランスの取れた食生活を意識すること。少しぽっちゃり体型だった20代と同じままの食生活をしていたら、きっと、そのまま中年太りまっしぐらだったかもしれません。

ダイエットは、100％がんばらないのが信条です。7割がんばって、残り
3割はずぼらでいいと思うんです。ストイック過ぎると絶対に息切れするか
ら。今は、お米やパン、麺類（特に小麦粉が原料のもの）などの炭水化物
はなるべく控えていますが、トレーニング前や疲れがピークに達したとき
は糖分補給のためにおにぎりを食べます。そうすると、体にエネルギーが
溜め込まれるのがわかるので不思議です。体が欲しているのですね。お
酒も大好きですし、たまに外食で食べ過ぎたり、ドカ食いするときももちろ
んあります。そういうときは、翌日の朝はフルーツだけで、昼と夜はスープ
のみで過ごします。食べるものをかしこく選んで、最後に帳尻を合わせれ
ばいいと思っています。大切なのはバランスと、ストレスを溜めないこと。

　もうひとつ、スープを食べ続けてわかったことがあります。スープの中
に肉や魚、豆を必ず入れてたんぱく質をとっているから、筋肉量が減らず
にやせていけるということです。筋肉は体の代謝を上げて脂肪を燃やす
大切なもの。その筋肉がキープされるので、自然とメリハリのあるボディに
なっていきます。

　みなさんも「今が人生の中で最高の体型」をこのスープで実感していた
だけたらうれしいです。

Atsushi

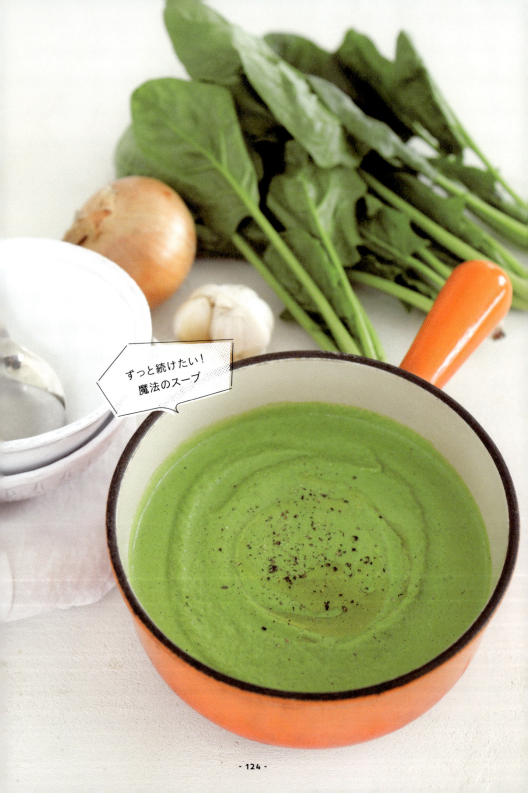

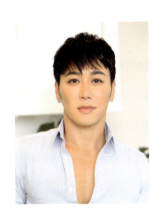

Atsushi

ディーゼル、D&G、ヴェルサーチのPRを経て、フリーランスとして独立。オーストラリアで習得した堪能な英語力、豊かな海外経験を活かし、ファッション業界の第一線で活躍。 ファッションの歴史やトレンド、美容、食についても豊富な知識を持つ。
現在はファッション＆ライフスタイルプロデューサーとして数多くのプロデュースアイテムを発表、2015年には初のオリジナルコスメブランド「AO」を立ち上げ、TV、雑誌、イベント、ラジオなど幅広く活躍中。
集英社「Marisolオンライン」ではレシピ連載を2010年より開始、8年続く人気連載に。また、PRコンサルタントとしてもさまざまなブランドに携わり、 イベント、パーティーのオーガナイズも行う。
2012年、ジュニア野菜ソムリエ、タイにてタイ古式マッサージ資格を取得。2016年、漢方養生指導士初級取得、野菜ソムリエ中級の試験に合格し、野菜ソムリエプロに。
Instagram@atsushi_416

STAFF

Photo： MUNETOSHI YANO

Hair & make-up： KAZUMI KIKUCHI[P-cott]

Cooking assistant： HIROKO TAKENAKA[CONDIMENT]

Art direction&design： TOMOKO TSUKIASHI

Management： TOMOKO SEKINE[IDEA]

Edit： YUKIKO MORITA, YUKI INDEN[smile editors]

Editor in chief： TOMOKO KODERA

Special thanks： AHN MIKA, REIKO TAKAGAKI

#モデルがこっそり飲んでいる
3日で2kgやせる魔法のスープ

2017年12月29日 第1刷発行
2020年 2月 3日 第12刷発行

著者　　　Atsushi
発行人　　蓮見清一
発行所　　株式会社 宝島社
　　　　　〒102-8388
　　　　　東京都千代田区一番町25番地
　　　　　　　　編集：03-3239-0926
　　　　　　　　営業：03-3234-4621
　　　　　https://tkj.jp
印刷・製本　サンケイ総合印刷株式会社

本書の無断転載・複製を禁じます。
乱丁・落丁本はお取り替えいたします。
©Atsushi 2017 Printed in Japan

ISBN978-4-8002-7877-7